clave

El doctor **David Perlmutter** es un reconocido neurólogo, internacionalmente alabado como experto en el campo de las influencias nutricionales en los trastornos neurológicos, y miembro del American College of Nutrition. Se graduó en la facultad de medicina de la Universidad de Miami, donde fue galardonado con el Premio Rowntree G. Leonard a la mejor investigación de un estudiante. Después de completar la residencia, ejerció en el ámbito privado. Actualmente es profesor asociado de la Universidad de Miami, así como conferenciante habitual en simposios patrocinados por instituciones médicas de la Universidad de Harvard, la Universidad de Arizona, el Instituto Scripps de la Universidad de Nueva York y la Universidad de Columbia. Ha recibido varios premios por sus innovadoras investigaciones. La piedra angular del enfoque del Dr. Perlmutter sobre los trastornos neurológicos reside en los principios de la medicina preventiva.

Para más información, visite la página web del autor:
www.drperlmutter.com

Kristin Loberg es coautora de varios libros, algunos de los cuales se han convertido en best sellers internacionales. Con más de quince años de experiencia, Loberg se ha especializado en la colaboración con científicos e investigadores a los que asesora en la redacción de sus obras. Es miembro de Author's Guild y PEN, e imparte cursos sobre escritura en la Universidad de California en Los Ángeles.

Para más información, visite la página web de la autora:
www.kristinloberg.com

DR. DAVID PERLMUTTER
Y KRISTIN LOBERG

Más allá de tu cerebro

Traducción de
Ariadna Molinari Tato

DEBOLS!LLO

Papel certificado por el Forest Stewardship Council®

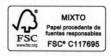

MIXTO
Papel procedente de
fuentes responsables
FSC® C117695

Título original: *The Grain Brain, Whole Life Plan*

Primera edición en Debolsillo: junio de 2018
Primera reimpresión: octubre de 2019

Printed in Spain – Impreso en España

ISBN: 978-84-663-4277-3
Depósito legal: B-6.549-2018

Impreso en Novoprint
Sant Andreu de la Barca (Barcelona)

P 342773

Penguin
Random House
Grupo Editorial

Dedico este libro a mi esposa, Leize.
La bendición de tu amor es la luz más brillante en mi vida

Índice

TERCERA PARTE
¡A comer!

Introducción

No tienes este libro en tus manos por casualidad

Eres el arquitecto de tu propia salud. Ya sea que quieras perder peso sin esfuerzo, librarte de trastornos neurológicos y otros padecimientos crónicos, llenarte de energía, tener una apariencia radiante, dormir bien, gozar de buena salud intestinal y un sistema inmunológico fuerte, encontrar alivio a la depresión y la ansiedad, lograr que tu cerebro sea más ágil y veloz, aumentar tu autoestima y bienestar general, mejorar tu calidad de vida...

Todos estos objetivos son excelentes, y estoy seguro de que deseas que se cumplan pronto. Las personas que han seguido mis protocolos han obtenido estos resultados. En serio. Pero no es algo fácil: alcanzar semejantes logros implica esfuerzo y sacrificio. Es muy difícil dejar de un día para otro la típica dieta occidental —pan, refrescos, zumo de naranja, cereales, magdalenas, cruasanes, alimentos procesados— y adoptar una dieta sin gluten y baja en carbohidratos. Requiere un compromiso. Requiere esfuerzo. Pero es posible si este volumen se convierte en tu libro de cabecera.

Más de un millón de personas alrededor del mundo han

mejorado su salud física, mental y cognitiva gracias a *Cerebro de pan*, un libro que se convirtió al instante en best seller. Le siguió *Alimenta tu cerebro*, otro éxito de ventas inmediato que aportó más a la discusión al resaltar la importancia del microbioma humano —los billones de microbios que habitan en el intestino— para la salud. Es hora de combinar ambas fuerzas en un práctico y detallado programa para un estilo de vida holístico.

Bienvenido a *Más allá de tu cerebro*.

Mi propósito es ayudarte a poner mis ideas en práctica en el mundo real y demostrarte que adoptar un estilo de vida ideal es mucho más que controlar lo que te llevas a la boca. Este libro parte de los consejos centrales de mis trabajos previos y aporta información nueva y fascinante acerca de las ventajas de consumir más grasa y fibra, comer menos carbohidratos y proteínas, eliminar para siempre el gluten de la dieta y cuidar tu flora intestinal. En estas páginas encontrarás gran variedad de recetas originales y deliciosas, consejos para enfrentarte a retos concretos, un sencillo plan de comidas de 14 días y recomendaciones acerca de otros hábitos que van más allá de la dieta: desde la higiene del sueño hasta el manejo del estrés, el ejercicio, los complementos alimenticios y demás, *Más allá de tu cerebro* explica con detalle cómo llevar una vida saludable y feliz para siempre.

La motivación para escribir este libro vino de mi experiencia propia. He intentado hacer todo lo posible para mantenerme sano. Pero a mis sesenta y pocos he experimentado algunos problemas de salud y he aprendido a sortearlos con éxito siguiendo mis propios principios. Empecé a pensar en este libro como en una oportunidad para ponerme en la me-

Cerebro de pan y *Alimenta tu cerebro* comparten las bases de mis recomendaciones nutricionales generales, junto con la evidencia científica que las respalda. Te recomiendo que, si aún no lo has hecho, los leas antes de adentrarte en este programa. Ahí encontrarás los PORQUÉS de todo esto. *Más allá de tu cerebro* aporta el CÓMO. Si ya has leído alguno de mis libros anteriores, verás que hay cosas que se repiten en estas páginas, pero es algo intencionado. Estos recordatorios reforzarán tu motivación para lograr un cambio o para seguir en el buen camino.

Es posible que mis ideas parecieran descabelladas cuando empecé a escribir *Cerebro de pan* en 2012, pero desde entonces la literatura científica no solo las ha confirmado una y otra vez, sino que además se han realizado investigaciones más extensas a las cuales haré referencia en este libro. Incluso el gobierno estadounidense ha modificado sus guías para la alimentación en consonancia con estos estudios y ha dejado de lado las dietas bajas en grasa y en colesterol y se ha acercado a mi forma de comer.

Otro tema nuevo en este libro, y que no había cubierto en los otros, es la pérdida de peso. Antes no podía prometer que bajarías de peso, pero ahora sé, gracias a miles de personas que siguieron los consejos de *Cerebro de pan* y de *Alimenta tu cerebro*, que es uno de los efectos más comunes e inmediatos del programa y que puede ser sustancial. No tendrás la sensación de que llevas una dieta restrictiva ni tendrás un hambre insaciable y aun así perderás peso.

jor forma posible y vivir cuarenta años más. Como cualquier persona de mi edad, estoy en constante riesgo de padecer los trastornos habituales. Además, debido al historial de mi familia, tengo mayor riesgo de desarrollar Alzheimer. Sin embargo, al seguir las estrategias que presento en estas páginas, sé que estoy reduciendo esas posibilidades e inclinando la balanza a mi favor. Quiero mostrarte lo que he aprendido y lo que hago en mi día a día.

Tal vez te has acercado a este libro pensando que es otro manual de dietas y de estilo de vida que pondrá a prueba tu voluntad y tu capacidad para cumplir metas durante un período limitado. Si ese es tu caso, me alegra decirte que voy a decepcionarte. *Más allá de tu cerebro* te impulsará hacia un estilo de vida saludable que podrás mantener de manera indefinida.

La comida es un componente central del programa, pero también lo son otros aspectos clave: los horarios de comida, sueño y ejercicio; saltarse el desayuno una o dos veces por semana; saber qué complementos tomar y qué medicamentos dejar; reducir el estrés diario e incluso la exposición a sustancias químicas del entorno; fortalecer las relaciones humanas y mejorar el cuidado personal; atender los retos de la vida con gracia y facilidad; acostumbrarse a ponerse metas en el desarrollo personal y encontrar tiempo para realizar las actividades físicas que mejoran la salud corporal y mental.

La primera parte de este libro explica el qué, el porqué y el cómo del programa. Ahí detallo las normas básicas, presento información novedosa y propongo un esquema de trabajo de tres pasos que te ayudará a seguir mis recomendaciones. Sin embargo, empezarás con un preludio al Paso 1, en el cual deberás realizar un análisis personalizado para medir tus factores de riesgo, hacerte algunas pruebas de laboratorio y preparar tu mente. Los pasos principales son los siguientes:

Paso 1: **Cambia** tu alimentación y la costumbre de medicarte.

Paso 2: **Añade** estrategias de apoyo.

Paso 3: **Planifica** según tus necesidades.

En la segunda parte hallarás toda la información necesaria para seguir este programa, desde qué alimentos comer hasta qué complementos alimenticios elegir, y cómo aprovechar mejor las horas de sueño, el movimiento físico y otras estrategias para reducir el estrés con las que el éxito te será más fácil.

En la tercera parte encontrarás consejos y recomendaciones finales, un menú de ideas para tentempié, una lista de la compra básica, un plan de comidas de 14 días y recetas deliciosas para disfrutar durante esta aventura. (Para más información y recursos adicionales, www.DrPerlmutter.com.)

A UN NIVEL MÁS PERSONAL

Antes de ahondar en las investigaciones científicas presentadas en las páginas siguientes, quisiera compartir algo personal. Me han pasado muchas cosas desde que *Cerebro de pan* se publicó en 2014. En 2015 perdí a mi querido padre, quien en el pasado había sido un brillante neurocirujano, por culpa del Alzheimer. También cerré mi consulta médica para dedicarme a propagar mi mensaje por el mundo a través de la enseñanza, la difusión en los medios y con seminarios. He tenido el privilegio de colaborar con los expertos más reconocidos del mundo de varios campos de la medicina y la investigación en ciencias biomédicas cuyo trabajo respalda aún más mis recomendaciones. (Conocerás a algunos en los capítulos siguientes; para los vídeos de mis entrevistas con muchos de ellos, visita www.DrPerlmutter.com/learn.)

A inicios de 2016 me enfrenté a la repentina y trágica muerte de un amigo muy querido. A esto le siguió una crisis de salud que me llevó a la unidad de cuidados intensivos. Después te contaré más al respecto, pero ahora basta con decir que cambió mi perspectiva de forma radical. Aprendí de primera mano el poder del amor y los peligros del estrés. También reforzó la idea de que tener un cuerpo y una mente sanos no depende solo de lo que comemos y de cuánto nos ejercitamos.

El día después de que me dieran de alta en el hospital, fui a una clase de yoga con mi esposa y su madre. Al final de la clase, el instructor leyó un pasaje que me conmovió al instante. Provenía del libro *El secreto del yoga*, y en resumen decía que en la vida, para alcanzar las máximas metas, hay que intentar mantener un estado mental de modestia y felicidad constantes que siempre busque formas de proteger a otros de algún daño..., todo el día, en el pequeño mundo en que habitamos.

Aunque ya no estoy directamente implicado en el cuidado diario de pacientes, creo que mi objetivo al seguir adelante es justo ese: escribir, enseñar, hablar, aprender y dar lo mejor de mí para protegerte. Continuaré conectándome con las personas, escucharé sus historias y veré sus transformaciones, todo sin dejar de animarlas. Es muy gratificante saber que puedes mejorar la vida de otros sin cirugías ni prescripciones médicas. Espero que tú también logres ese cambio con un par de estrategias prácticas. De hecho, leer este libro es parte del camino hacia un futuro mejor y más saludable.

Con independencia de lo que te haya traído hasta estas páginas, ya sea que te preocupe tu salud o la de un ser querido, ten la seguridad de que esta es una oportunidad increíble y que, a pesar de los tropiezos, el camino no es tan difícil. Te aseguro que has hecho cosas más difíciles en la vida. Tal vez hayas dado a luz, criado a un hijo, cuidado a alguien con necesidades especiales, dirigido una empresa, honrado a un ser querido o batallado con una enfermedad grave como el cáncer. Seguir adelante día a día es un reto en sí mismo, así que date una palmadita en la espalda por haber llegado hasta aquí, y ten en cuenta que lo que leerás a continuación puede mejorar tu vida de manera positiva y profunda.

Lo único que te pido llegados a este punto es que aceptes el compromiso. Cambiará tu relación con muchas cosas, desde la comida hasta las personas. Crearás nuevos hábitos y tradiciones. Transformarás tu forma de vivir y obtendrás las mejores recompensas: conseguirás todos los objetivos que mencioné antes. No contarás el tiempo que falta para que termine el plan de comidas de 14 días ni rogarás que acabe. No te sentirás obligado a comer cosas que no te gusten con independencia de cómo estén preparadas. Al contrario, llevarás tu propio ritmo y aprenderás a adaptarte a un nuevo estilo de vida, factible y sostenible para ti, haciendo apenas unos cuantos ajustes en tus hábitos diarios.

Paso a paso, un día para cada hábito. Ten paciencia y sé amable contigo. Tengo un amigo que también es médico y a quien le gusta preguntarles a sus pacientes: «¿Quién es la persona más importante del mundo?». Si los pacientes no responden convencidos «¡Yo!», él les enseña esa lección, porque esa es la realidad: tú eres la persona más importante del mundo. Admítelo. Créelo. Te lo mereces. Elige estar sano. Ese es el primer paso hacia el bienestar integral.

Bienvenido a *Más allá de tu cerebro*. Y ahora sí, vamos allá.

PRIMERA PARTE

BIENVENIDO AL PLAN INTEGRAL DE *MÁS ALLÁ DE TU CEREBRO*

Por mi cumpleaños me regalaron los libros *Cerebro de pan* y *Alimenta tu cerebro*. Esto ocurrió el 22 de enero de 2016, el día en que cumplí 71 años, y el 1 de febrero empecé a llevar una dieta sin gluten y sin azúcar y con alto contenido graso. Veinticinco días después me había recuperado de dos de los tres problemas «neurológicos» que tenía: el temblor que sentía en el brazo izquierdo cuando lo apoyaba en el reposabrazos de una silla, la pérdida de equilibrio y el deterioro de la memoria. Los primeros dos síntomas son historia, y en cuanto a la pérdida de memoria, aunque todavía no puedo cantar victoria, no pierdo la esperanza. Además, me gusta pensar que mi capacidad de conversar también ha mejorado, pues antes de empezar con la dieta llegué a un punto en que mantener una conversación fluida me resultaba difícil porque mi boca y mi cerebro no estaban conectados. ¡Y además he perdido 3 kilos!

ANTONIO L.

1

¿Qué es el plan integral de *Más allá de tu cerebro*?

En los próximos 18 minutos, cuatro estadounidenses morirán por culpa del tipo de comida que consumen. Eso significa que cada 4,5 minutos muere una persona, lo cual es casi imposible de concebir. Pero es desgarradoramente cierto. Con esta afirmación el famoso chef Jamie Oliver empezó su conferencia TED de 18 minutos hace unos años, sorprendiendo a la audiencia y a los millones de personas que han visto su vídeo. Oliver ha dirigido una cruzada contra el consumo de alimentos procesados en las escuelas y es un defensor acérrimo de los derechos de los niños a una comida completa y saludable que no los empuje hacia una vida de padecimientos crónicos, dolores o enfermedades. Se dice que los niños actuales sufrirán más durante la tercera edad que sus padres debido en gran medida a los efectos de la obesidad.

Pero este no es un problema exclusivo de los niños. En países occidentales desarrollados, las enfermedades relacionadas con la alimentación causan más muertes que los accidentes, los asesinatos, el terrorismo, las guerras y todas las demás enfermedades (no relacionadas con la alimentación) juntas. El sobrepeso, la obesidad, la diabetes tipo 2, la hipertensión, las cardiopatías, las enfermedades dentales, las embolias, la osteoporosis, la demencia y muchos tipos de cáncer están vinculados de alguna forma a la alimentación. Algunas de estas enfermedades existen desde hace siglos, pero no en proporciones tan epidémicas.

Decidí hacerme neurólogo, médico especializado en los trastornos del cerebro, hace más de treinta y cinco años. Durante los primeros años de mi carrera solía trabajar con la idea de «diagnóstico y hasta la próxima». En otras palabras, una vez que llegaba al diagnóstico, me daba cuenta de que apenas podía ofrecer nada a mis pacientes en cuestión de tratamiento y mucho menos una cura. No había nada disponible en aquel momento, lo cual era muy decepcionante para mí como médico y para mis pacientes. Sin embargo, estoy aquí para decirte que muchas cosas han cambiado desde entonces. Pero no todo es positivo. Veamos algunos datos en perspectiva.

Como sabrás, a lo largo del último siglo la ciencia ha logrado grandes avances en varios campos de la medicina. Hace cien años las tres principales causas de muerte se debían a infecciones: la neumonía y la gripe, la tuberculosis y las infecciones gastrointestinales. Hoy en día pocas personas mueren por contagios, y las principales causas de muerte son enfermedades no transmisibles que se pueden prevenir: enfermedades cerebrovasculares, cardiopatías y cáncer. Por desgracia, mientras que, por un lado, hemos logrado disminuir la incidencia de algunas de estas enfermedades crónicas gracias a una mejor prevención y al uso de medicamentos, en mi campo no ha habido grandes avances en materia de prevención y tratamiento de trastornos cerebrales. Y este es uno de los mayores retos de la medicina moderna. A lo largo de mi carrera hubo muchas ocasiones en que tuve que decirles a mis pacientes que en mi arsenal no me quedaba nada más para tratarlos, es decir, que padecían una enfermedad neurológica que muy probablemente les arruinaría la vida a ellos y a sus seres queridos.

A pesar de los miles de millones de dólares invertidos en investigación, no contamos con tratamientos significativos o curas para dolencias como el Alzheimer, la enfermedad de Parkinson, la depresión, el TDAH, el autismo, la esclerosis múltiple y muchas otras. Ni siquiera para los padecimientos crónicos como la obesidad o la diabetes —los cuales hoy en día afectan a decenas de millones de personas y están relacionados con trastornos neurológicos— existen terapias y remedios fiables. En Estados Unidos, una de cada cinco muertes se atribuye a la obesidad, que es uno de los principales factores de riesgo para las dolencias relacionadas con el cerebro. Te sorprenderá saber que la obesidad es un tipo de desnutrición. Por contradictorio que suene, la gente obesa está alimentada de más, pero malnutrida.

Estados Unidos se halla entre los diez países más poderosos de Occidente donde las muertes por enfermedad cerebral, en especial la demencia, se han disparado en los últimos veinte años. De hecho, Estados Unidos encabeza la lista. Desde 1979, las enfermedades cerebrales aumentaron en Estados Unidos un increíble 66 % en hombres y un 92 % en mujeres. Hoy en día se estima que 5,4 millones de personas viven con Alzheimer solo en ese país y se calcula que esa cifra se duplicará en 2030. En Estados Unidos cada 66 segundos alguien desarrolla esa enfermedad, la cual mata a más personas que el cáncer de mama y el de próstata juntos.

Más del 26 % de los adultos de Estados Unidos —es decir, uno de cada cuatro— sufre una enfermedad mental diagnosticable, desde ansiedad o cambios de humor, hasta trastornos psicóticos, trastorno bipolar y depresión crónica, que en la actualidad es una de las principales causas de discapacidad en todo el mundo. Una de cada cuatro mujeres toma algún antidepresivo en su juventud y puede llegar a depender de ese medicamento el resto de su vida.

¿Cuándo fue la última vez que tuviste dolor de cabeza? ¿Ayer? ¿Justo ahora? La migraña es uno de los malestares neurológicos más comunes; algunos estudios sitúan incluso esta dolencia en primer lugar. Hay más gente que sufre dolores de cabeza que cualquier otra enfermedad. Aunque casi todo el mundo ha sufrido un dolor de cabeza ocasional, una de cada veinte personas los padece a diario. Aunque parezca mentira, el 10 % de los estadounidenses sufre migrañas muy debilitantes; eso es más que las personas que sufren diabetes y asma juntas.

La esclerosis múltiple (EM) es una enfermedad autoinmune y debilitante que altera la comunicación entre el cerebro y la médula espinal, y afecta a cerca de 2,5 millones de personas en todo el mundo. Casi medio millón de esos pacientes viven en Estados Unidos. El costo promedio del tratamiento vitalicio de alguien con EM supera los 1,2 millones de dólares, y la medicina convencional indica que no se hallará una cura en el futuro próximo. Además de la EM, los trastornos autoinmunes en general han ido en aumento. Es interesante y revelador que, según los expertos en el estudio de las enfermedades antiguas, o paleopatólogos, los seres humanos no desarrollaban muchos trastornos autoinmunes antes de adoptar un estilo de vida agrícola. Las enfermedades autoinmunes no eran tan frecuentes como ahora. Hoy en día algunas de ellas son hasta tres veces más comunes que hace unas décadas, en especial en países desarrollados como Estados Unidos. Me gusta cómo lo explica Lierre Keith, autora de *El mito vegetariano*: «El problema es que los cereales pueden volver al cuerpo en su contra. La agricultura nos ha devorado tanto como ha devorado al mundo».

El trastorno por déficit de atención e hiperactividad, conocido como TDAH, se diagnostica en más del 4 % de los adultos y en más de seis millones de niños estadounidenses; dos terceras partes del total de esos niños toman medicamentos que alteran su química cerebral, y no hay registro de las consecuencias a largo plazo de esos medicamentos. El 85 % de las medicinas para tratar el TDAH disponibles en todo el planeta se recetan solo en Estados Unidos. Eso no es motivo de orgullo. ¿Será que la genética de sus habitantes es distinta a la del resto del mundo? ¿O acaso hay un factor responsable del uso indiscriminado de medicamentos?

Tampoco podemos ignorar el aumento de casos de autismo. A uno de cada 45 niños de entre 3 y 17 años se le diagnostica algún trastorno del espectro autista (TEA). El TEA es un 4,5 % más común en los varones que en las mujeres, y su incremento en los últimos quince años ha llevado a algunos expertos a considerar esta enfermedad una epidemia moderna. Pero ¿qué está provocándolo?

¿Por qué este crecimiento descomunal de estas enfermedades en las últimas décadas? ¿Por qué no existen curas y mejores opciones de tratamiento? ¿Por qué solo una de cada cien personas no padece algún tipo de trastorno mental distinto al dolor de cabeza ocasional? ¿Por qué se progresa tan poco si hay tantos científicos investigando estos problemas y tanto dinero invertido en esas investigaciones? La respuesta tal vez sea tan simple como que nos hemos centrado en el punto equivocado. La solución a estos trastornos puede encontrarse fuera del cerebro, e incluso fuera del cuerpo:

En la comida.

En el intestino.

En cómo vivimos a diario y cómo encaramos los compromisos y las responsabilidades.

En cómo movemos el cuerpo para permanecer activos, fuertes, móviles, flexibles y ágiles.

En cómo lidiamos con los problemas, las enfermedades, las heridas y el dolor.

En nuestras relaciones y compromisos sociales.

En nuestros objetivos de vida.

Y también se encuentra en este libro.

El plan integral de *Más allá de tu cerebro* te proporcionará una forma de tomar el control de tu mente, tu cuerpo y tu espíritu. Es una solución a esos complicados problemas de salud. Es un estilo de vida. Debo resaltar que este programa no solo pretende solucionar problemas neurológicos. Como he mencionado en obras previas, las enfermedades no transmisibles tienen muchas cosas en común. Ya sea que hablemos de asma, Alzheimer, diabetes o depresión, te sorprenderían las conexiones que existen entre ellas. Profundizaremos en este punto más adelante.

Mientras tanto, actuaré por un momento como abogado del diablo. A pesar de los vastos conocimientos de medicina que tenemos, sobre todo si los comparamos con lo que sabíamos hace un siglo, el desarrollo de las enfermedades en el cuerpo humano sigue siendo un misterio incluso para los especialistas más capacitados y brillantes que se mantienen a la vanguardia de las investigaciones científicas. Hemos descubierto muchas cosas: hemos descifrado el código del genoma humano, el ADN; hemos desarrollado herramientas de diagnóstico muy avanzadas y hemos mejorado muchos tratamientos; hemos creado vacunas, antibióticos y otros antídotos para combatir a los invasores microscópicos. Pero aún nos cuesta comprender por qué algunas personas mueren a una edad relativamente temprana y otras viven más de 90 años. O por qué algunas personas parecen tener 65 años cuando tienen 85, y otras aparentan 55 años cuando acaban de cumplir 40. Todos hemos oído hablar del caso de aquel atleta que no reportaba factores de riesgo de cardiopatía coronaria y que murió súbitamente de un ataque al corazón, o de aquella persona que murió de cáncer de pulmón y que no fumó un cigarrillo en toda su vida, o del amigo delgado y saludable al que un día le diagnosticaron diabetes o demencia precoz. ¿Cómo se explican estos fenómenos?

Tenemos que aceptar que siempre habrá cierto misterio alrededor del funcionamiento del cuerpo, tanto si enferma o se debilita, como si no. También debemos ser conscientes de que la forma en la que decidimos vivir —y pensar— tiene un efecto fundamental en nuestra salud y nuestra psique. Es mucho más sencillo y barato prevenir las enfermedades que tratarlas una vez que se han manifestado. Sin embargo, no existe una «prevención focalizada» para tratar ciertas áreas de nuestro cuerpo; tenemos que honrar al cuerpo como una unidad completa y compleja. Esa es la idea principal en la que se basa este programa.

Conozco a diario a gente que ha intentado de todo para tener la salud que desea y merece. Estas personas a menudo son víctimas de prácticas sanitarias dudosas, sin fundamento científico, y de una mala nutrición, y ni siquiera se dan cuenta. Se quejan de síntomas parecidos: poca energía, dificultad para perder peso, trastornos digestivos, insomnio, dolores de cabeza, libido baja, depresión, ansiedad, mala memoria, agotamiento, dolor articular y alergias implacables. El plan *Más allá de tu cerebro* es una llamada a las armas para cualquiera que no haya sido capaz de descubrir la verdadera salud y mantenerla indefinidamente. Todos los caminos que llevan a la salud ideal —y al peso saludable— comienzan con decisiones sencillas sobre el estilo de vida.

Siempre digo que la comida es mucho más que combustible para el cuerpo. La comida es información; con esto me refiero a que tiene la capacidad de influir en cómo se expresa tu genoma personal o ADN. En términos biológicos, este fenómeno se conoce como epigenética, concepto del que hablaremos brevemente. La epigenética ha transformado nuestra manera de pensar en el ADN y también en la comida. A un nivel más básico, la comida ayuda a generar las conexiones entre tu mente y cómo te sientes. Lo que comes tiene un impacto directo en cómo llevas tu vida y cómo satisfaces las necesidades de tu cuerpo. Lo que haces —en el trabajo, en tu entorno, en tu rutina diaria y en tus intentos por reducir el estrés, lidiar con afecciones crónicas y enfrentarte a retos— también afecta a tu cuerpo y puede predisponerte o no a desarrollar graves problemas de salud. Optimizar los requerimientos innatos de tu cuerpo es la esencia del plan de *Más allá de tu cerebro*.

El plan de *Más allá de tu cerebro* te puede ayudar con lo siguiente:

- Acidez estomacal y reflujo gastroesofágico crónico
- Alergias y sensibilidad a los alimentos
- Asma
- Ateroesclerosis
- Autismo
- Diabetes y antojos de azúcar y carbohidratos
- Disfunción tiroidea
- Dolor crónico
- Dolor articular y artritis
- Dolores de cabeza y migrañas
- Esclerosis múltiple
- Estreñimiento crónico y diarrea
- Fatiga crónica
- Fibromialgia
- Hipertensión
- Infertilidad
- Insomnio
- Mal aliento, periodontitis y problemas dentales

- Mala memoria y falta de concentración
- Malestares menstruales o de la menopausia excesivos
- Problemas crónicos por sobrepoblación de levaduras
- Problemas de la piel como acné, eccema y psoriasis
- Resfriados e infecciones frecuentes
- Síndrome de Tourette
- Sobrepeso y obesidad, así como dificultad para perder peso
- TDAH
- Trastornos del estado de ánimo, incluidas depresión y ansiedad
- Trastornos intestinales, incluidos celiaquía, síndrome de intestino irritable, colitis ulcerativa y enfermedad de Crohn
- Y muchos más

No tienes que estar enfermo para obtener los beneficios de este plan; te servirá aunque te sientas sano y feliz. Ya sea que estés desesperado por mejorar tu cuerpo y tu mente, o que solo quieras hacer lo posible por tener una vida más larga y saludable, este programa es para ti.

Es muy probable que empieces a notar los efectos en cuestión de días, pero lograr un impacto permanente en el cuerpo a nivel celular y metabólico te llevará un poco más de tiempo. También tomará tiempo readaptar tu actitud para que disfrutes de este nuevo estilo de vida sin esfuerzo. No importa cuántos otros protocolos hayas seguido en vano en el pasado o cuántas dudas tengas acerca de la efectividad de mis recomendaciones. Lo que importa es que te concentres en tus objetivos y que confíes en que la salud y la felicidad te esperan.

2

Objetivos principales

Si eres como la mayoría de las personas, es poco probable que puedas tomarte un mes de vacaciones y alejarte del frenesí de la vida ingresando en un centro de retiro y bienestar o en un spa especializado donde solo te dediques a cuidar de tu nutrición, a liberarte del estrés y hacer ejercicio dos veces al día, casi como en un episodio de *The Biggest Loser*. Escribí este libro con el fin de brindarte las herramientas necesarias para obtener resultados óptimos en el menor tiempo posible. Espero que sigas tu rutina diaria y que te esfuerces cuanto puedas por incluir en tu estilo de vida las recomendaciones que te daré. Te pediré que inicies una rutina de ejercicios (véase p. 213) y que te tomes muy en serio todos los consejos en los que insisto en este libro. Algunos serán fáciles de incorporar, como beber más agua a lo largo del día y llevar un diario de las prácticas por las que te sientes agradecido. Pero otros, como ser disciplinado con las horas de sueño, programar una rutina de ejercicios de fuerza, dedicar un tiempo a la autorreflexión libre de distracciones o evitar el consumo de gluten, cereales y azúcar, suelen ser más difíciles de dominar. No hay problema.

He incluido un montón de ideas para que estas sugerencias resulten factibles y prácticas en tu vida diaria.

Por desgracia, muchas personas tenemos una forma de pensar reactiva en lugar de proactiva. Evitamos cuidar bien de nosotros mismos y damos prioridad a todo lo demás; atendemos otras responsabilidades y a otras personas antes que a nosotros. Algunos no cambiamos de hábitos hasta que enfermamos o sufrimos un accidente; solo entonces nos vemos en la obligación de tomar una ruta alterna, si es que la encontramos. Perpetuamos el pensamiento negativo o practicamos el autosabotaje diciéndonos cosas como «Una vez que logre X...» o «Una vez que gane X dinero, podré cuidar de mi salud». Pero, como sabrás por experiencia propia, en la vida casi nunca pasa esto. Cuando no nos queda otra que cambiar de hábitos, conseguirlo puede ser muy difícil, y las buenas intenciones por recuperar la salud, cuando podíamos haber evitado el problema, no funcionan como uno querría. Podemos rendirnos y decidir que nos falta motivación para hacer nada y que no nos queda más que esperar un diagnóstico grave y depender de las farmacéuticas por el resto de nuestros días. Me he topado con muchas personas que llegan a la mediana edad con padecimientos crónicos o enfermedades graves que no se tratan o curan con facilidad, si es que tienen solución. Aunque cuenten con los recursos necesarios para pagarse servicios médicos de alta calidad, puede ser muy tarde. Mi objetivo para ti es que empieces a hacer el cambio hoy para que no llegues a eso, cures tus dolencias actuales y comiences a disfrutar de una mejor calidad de vida. ¿No sería maravilloso depender menos de los fármacos y más del engranaje natural de tu cuerpo?

Me parece increíble que a pesar de esta epidemia de enfermedades crónicas y trastornos mentales seamos tan pocos
los que nos detenemos a pensar en cómo las decisiones cotidianas influyen en el propio bienestar. Es natural que los seres
humanos prefiramos los atajos y busquemos recetas o póci-
mas con las que los problemas desaparezcan. Sí, comer de
cierta manera y evitar los hábitos dañinos cuesta, requiere un
esfuerzo, pero tampoco es que sea como uno de los doce trabajos de Hércules. En cuanto empieces a sentirte mejor, te
notarás motivado para seguir adelante.

Con esto en mente, veamos los objetivos principales del
programa:

- Disminuir y controlar la inflamación
- Transformar tu cuerpo en una máquina quemagrasa
  mediante el consumo de grasa
- Equilibrar los niveles de bacterias beneficiosas en tu
  cuerpo
- Equilibrar las hormonas, disminuir los picos de insuli-
  na e incrementar la sensibilidad a la leptina
- Tomar el control de tus propios genes
- Equilibrar tu vida

Veamos con calma cada uno de estos objetivos. A medida
que avancemos te iré recordando algunos de los fundamentos
científicos que los respaldan.

Disminuye y controla la inflamación

Uno de los descubrimientos que cambió el paradigma de la ciencia occidental durante mi carrera fue que el pilar de casi todas las enfermedades y los trastornos degenerativos —incluidos el sobrepeso y el riesgo de disfunciones cerebrales— es la inflamación. Supongo que te haces una idea de lo que significa «inflamación» en términos fisiológicos. Es el proceso natural de curación en que el organismo intensifica temporalmente la respuesta inmune para lidiar con lo que considera una invasión o una lesión. Ya sea que estés con gripe o tengas un esguince muscular, la inflamación es el eje de tu recuperación.

El problema es que la inflamación se puede volver crónica. Se puede abrir el grifo de la manguera unos minutos para apagar un fuego, pero si lo dejas abierto indefinidamente te encontrarás con otros problemas. Millones de personas experimentan un proceso inflamatorio que está «encendido» de manera permanente. Su sistema inmunitario ha trabajado sin parar, pero no es una inflamación como cuando te duele la garganta o cuando te cortas un dedo. Se trata de una inflamación sistémica; afecta a todo el cuerpo, se cocina a fuego lento y no está confinada a un área específica. El flujo sanguíneo permite que se reparta por todo el cuerpo, de ahí que sea posible detectar este tipo de inflamación generalizada con un análisis de sangre.

Muchas de las sustancias biológicas que se producen como resultado de la inflamación son dañinas para las células, lo que ocasiona daños y destrucción celular. Las investigaciones científicas más novedosas muestran que la inflamación sistémica crónica es una de las causas principales de la morbilidad y la mortalidad asociadas con todo tipo de trastornos y con casi todas las enfermedades crónicas que puedas imaginar. La inflamación altera hasta el estado de ánimo. Una de las primeras cosas que me dice la gente que sigue mi protocolo es que no solo tiene un impacto fisiológico, sino también un tremendo efecto psicológico. Los hallazgos científicos más recientes revelan que trastornos del estado de ánimo tan graves como la depresión en realidad están arraigados en la inflamación y no necesariamente en la falta o deficiencia de algunas sustancias químicas del cerebro.

El plan de *Más allá de tu cerebro* activa las funciones corporales que ayudan a disminuir y controlar la inflamación. Adoptarás un estilo de vida antiinflamatorio y aplicarás a tus hábitos diarios estrategias básicas diseñadas para disminuir la inflamación. Las sustancias naturales que encontrarás en esta dieta (por ejemplo, la cúrcuma) han sido mencionadas y descritas en la literatura médica desde hace más de dos mil años, pero solo en la última década empezamos a entender su compleja y reveladora bioquímica. Y no únicamente lo que comes puede ayudarte con la inflamación. Aprenderás que, según los estudios más recientes, el ejercicio y las horas de sueño desempeñan un papel esencial.

Transforma tu cuerpo en una máquina quemagrasa mediante el consumo de grasa

Una premisa central de *Cerebro de pan* es que la grasa —no los carbohidratos— es, y siempre ha sido, el combustible predilecto de nuestro metabolismo. Lo comprobé por mí mismo cuando elegí comer grasas de alta calidad sin preocuparme por los alimentos «altos en colesterol». La nutrióloga Nora Gedgaudas lo expresa con mucha claridad en su libro *Primal Body, Primal Mind*: «El 99,99 % de nuestros genes se formaron antes de que se desarrollara la agricultura». Como *Homo sapiens*, somos casi idénticos a cualquier humano que haya caminado en el planeta. Y, como especie, la naturaleza lleva miles de generaciones moldeándonos.

A lo largo de la evolución humana, y durante la mayor parte de los últimos 2,6 millones de años, la dieta de nuestros ancestros consistía en carne de caza y frutas y verduras de temporada. La grasa era la principal fuente de alimento por ser rica en calorías. Eso nos mantenía delgados y funcionales en nuestros tiempos de cazadores o recolectores. De hecho, se calcula que la dieta contenía hasta diez veces más grasa que nuestra ingesta actual. Hoy la mayoría de la gente le tiene miedo a la grasa, pues asocia consumir grasa con estar gordo. La verdad es otra. La obesidad y sus repercusiones metabólicas casi no tienen nada que ver con el consumo de grasa nutricional y sí mucho que ver con la adicción a los carbohidratos. La gente sigue comprando alimentos procesados con etiquetas en las que pone «sin grasa», «bajo en grasa», «multigrano» o «integral», alimentos cuyos ingredientes tienen efectos secundarios que dañan el cuerpo y la mente. Comer carbohidratos estimula la producción de insulina, lo cual conlleva la producción de grasa, la retención de grasa, y la reducción de la capacidad de quemar grasa (profundizaremos en la insulina más adelante). Sin embargo, la grasa nutricional no tiene esos efectos. Por si fuera poco, cuando consumes carbohidratos produces una enzima llamada lipoproteína lipasa que tiende a llevar grasa a las células. En resumen, la insulina secretada cuando consumimos carbohidratos empeora las cosas, pues te hace producir enzimas que promueven el almacenamiento de grasa.

> La necesidad nutricional humana de carbohidratos es cero.

Cuando afirmo que podemos sobrevivir —y prosperar— con una dieta de cero carbohidratos y mucha grasa nutricional, incluida el colesterol, a veces me encuentro con caras de incredulidad. Pero eso está cambiando. Hasta hace poco, creíamos que el cerebro necesitaba glucosa para sobrevivir y que le proporcionábamos ese nutriente con el consumo de carbohidratos. La ciencia ha avanzado y ahora sabemos que, en efecto, el cerebro necesita glucosa, pero el cuerpo es capaz de producirla. Repito: lo que nos engorda es el azúcar, no la grasa nutricional.

Lo mismo pasa con el colesterol: comer alimentos ricos en colesterol no tiene ningún impacto en los niveles de colesterol, y la supuesta correlación entre niveles elevados de colesterol y mayores probabilidades de sufrir un ataque cardíaco es falsa. Consumimos proteínas animales y grasas saturadas desde hace cien mil generaciones, pero siguen diciéndonos que la grasa saturada es peligrosa. El hecho de que aproximadamente el 50 % de la grasa que contiene la leche materna humana sea saturada debería resaltar el valor y la importancia de este tipo de grasa.

Entonces ¿qué pasa cuando reduces sustancialmente la ingesta de carbohidratos y obtienes las calorías de las grasas?

Logras que tu cuerpo se convierta en una máquina quema-grasa. Cuando sigues una dieta baja en carbohidratos, con un contenido mínimo de proteínas y rica en grasas saludables y fibra vegetal, estimulas al cuerpo a que utilice la grasa como combustible en lugar de la glucosa. Dicho de otro modo, obligas a que el cuerpo recurra a sustancias especializadas llamadas cetonas para producir energía. A falta de carbohidratos, el hígado produce cetonas a partir de los ácidos grasos del cuerpo o de los alimentos. Estas cetonas se liberan en el flujo sanguíneo, donde viajan hasta el cerebro y a otros órganos para servir como combustible. Una «dieta cetogénica» —en la cual obtienes el 80-90 % de las calorías necesarias de las grasas y el resto de los carbohidratos fibrosos (como frutas o verduras enteras) y de proteínas de alta calidad— es la base del plan de *Más allá de tu cerebro*.

La dieta cetogénica no es nada nuevo ni moderno. Data de tiempos bíblicos, hace siglos que se usan versiones de esta dieta. Desde la década de los veinte se ha utilizado con éxito para tratar a niños con epilepsia refractaria al tratamiento farmacológico. A partir de investigaciones con animales y ensayos clínicos se tienen nuevas pruebas de que ayuda a tratar una variedad de problemas neurológicos, desde los dolores de cabeza y los problemas de sueño, hasta el trastorno bipolar, el autismo, el tumor cerebral y otras enfermedades.

El cuerpo entra en estado cetogénico cuando crea cetonas para usarlas como combustible en lugar de depender de la glucosa. Un estado de leve cetosis es saludable. Nos encontramos así cuando nos levantamos por la mañana y el hígado está moviendo la grasa corporal para alimentar a nuestros órganos hambrientos. Tanto el corazón como el cerebro funcionan de forma hasta un 25 % más eficiente si utilizan cetonas que si utilizan los azúcares presentes en la sangre. La energía usada por el cerebro representa alrededor del 20 % del gasto total de energía, y las neuronas prosperan cuando obtienen dicha energía de las cetonas.

Las enfermedades neurológicas pueden tener distintas características y causas, pero algo que comparten es la producción de energía deficiente. Cuando el cuerpo utiliza cetonas para mantener un metabolismo cerebral normal, algunas de esas cetonas resultan ser mejor combustible que la glucosa, pues proveen de más energía por unidad de oxígeno utilizada. Estar en un estado de cetosis también aumenta el número de mitocondrias en las neuronas, que son las fábricas de energía de las células. Algunos estudios muestran que la cetosis refuerza el hipocampo, región del cerebro que regula el aprendizaje y la memoria. En los trastornos cerebrales relacionados con la edad, las células del hipocampo a menudo se degeneran, lo que provoca disfunción cognitiva y pérdida de la memoria. Pero cuantas más reservas de energía tengas, mejor protegidas estarán las neuronas contra los factores de estrés.

Debo añadir que, a pesar de entrar en un estado de cetosis, los niveles de glucosa en la sangre se mantienen normales. No vas a experimentar los malestares que se presentan cuando bajan los niveles de azúcar en la sangre, pues el cuerpo extraerá glucosa de ciertos aminoácidos y de la descomposición de ácidos grasos. Asimismo, como verás en la segunda parte del libro, existe una cetona en particular que funciona como excelente fuente alterna de combustible y que también tiene la capacidad de evitar que el cuerpo consuma tejido muscular para generar glucosa.

El protocolo de alimentación de la segunda parte respeta los más importantes principios cetogénicos de reducir los carbohidratos hasta el punto que el cuerpo se vea obligado a quemar grasas, mientras las grasas nutricionales y otros nutrientes activan la tecnología «pro salud» del organismo. La clave, por supuesto, es comer la grasa adecuada. Lo explicaré más adelante.

Equilibra los niveles de bacterias beneficiosas en tu cuerpo

En mis conferencias me gusta hablar de «Slick Willie» Sutton, uno de los ladrones de bancos más tristemente famosos y prolíficos del siglo xx. Cuando le preguntaron por qué robaba bancos, se dice que su respuesta fue: «Porque ahí es donde está el dinero». Cualquiera creería que para comprender los problemas del cerebro hay que buscar en el cerebro, ¿cierto? Aquí es donde el asunto se pone interesante. Investigaciones recientes señalan que la raíz de muchos trastornos relacionados con el cerebro no está en el cerebro, sino en otros lugares del cuerpo, en especial en el intestino. Lo repetiré: lo que sucede en tus intestinos es esencial para determinar el riesgo de desarrollar trastornos cerebrales. Por eso es fundamental optimizar la salud intestinal y mantener la estructura y función de la barrera intestinal, que es la capa que separa el interior del intestino del flujo sanguíneo.

Empecemos con una lección breve de anatomía. El intestino es, en un nivel muy básico, una «tubería» biológica que va desde la boca hasta el ano. Todo lo que consumas que no sea digerido lo recorrerá y será expulsado por el otro lado. Una de las funciones cruciales del intestino es impedir que sustancias extrañas entren en el flujo sanguíneo y lleguen a órganos o tejidos vulnerables, incluido el cerebro.

De hecho, el intestino y el cerebro están muy conectados. El intestino influye en el funcionamiento del cerebro tanto a corto como a largo plazo; también influye en el riesgo de desarrollar un trastorno neurodegenerativo como el Alzheimer o el Parkinson. En *Alimenta tu cerebro* vimos de cerca la ciencia del microbioma, en especial su relación con la salud del cerebro; desde su publicación han surgido nuevas investigaciones que confirman esos hechos. Por ejemplo, en 2015 un importante estudio europeo encontró un vínculo estrecho entre un microbioma intestinal poco saludable —a menudo llamado disbiosis intestinal— y el desarrollo de la enfermedad de Parkinson. Algunos estudios señalan a la microbiota —o flora intestinal— como el «pacificador» del cerebro.

Pero ¿en qué consiste exactamente el microbioma humano? En una familia grande y variada de más de cien billones de organismos —en su mayoría bacterias que viven en el intestino— que superan en número a las células del cuerpo en una proporción de diez a una. Los productos metabólicos de estos organismos y su material genético también se considera parte del microbioma. Es increíble, ¡el 99 % del material genético de tu cuerpo se aloja en el microbioma! Este sustenta y nutre cada aspecto fisiológico de tu cuerpo, también lo que sucede en el cerebro.

Ahora sabemos que las decisiones que tomemos sobre nuestro estilo de vida ayudan a dar forma y a mantener el microbioma. También sabemos que la salud del microbioma influye en el sistema inmunitario, los niveles de inflamación y el riesgo de desarrollar enfermedades tan diversas como depresión, obesidad, trastornos intestinales, esclerosis múltiple, asma y hasta cáncer. El Instituto Nacional del Cáncer de Estados Unidos reveló recientemente que existen unas bacterias intestinales específicas que regulan y «educan» al sistema inmunitario de tal manera que pueden ayudar a reducir el crecimiento de tumores; además, las bacterias intestinales favorecen la eficacia de ciertas terapias convencionales contra el cáncer. Además, hacen muchas tareas en representación de nuestro cuerpo, como producir neurotransmisores y vitaminas que de otra forma no podríamos generar, promover el funcionamiento normal del tracto gastrointestinal, protegernos contra infecciones, regular el metabolismo y la absorción de comida y controlar los niveles de azúcar en la sangre. Influyen incluso en que tengas sobrepeso o estés delgado, o en si tienes hambre o te sientes satisfecho.

Estudios recientes demuestran que los microbios no solo influyen minuto a minuto en la actividad del ADN, sino que gracias a la evolución también se han vuelto parte del propio ADN. En otras palabras, los microbios han insertado sus genes en nuestro código genético para ayudarnos a evolucionar y prosperar. ¿No es asombroso? En palabras de un prominente equipo de investigadores de Stanford y de la Universidad de California, en San Francisco: «Hallazgos recientes revelan que el microbioma es más un órgano que un accesorio: estos microbios no son solo claves para nuestra salud, sino que además son componentes fundamentales de la fisiología humana». Los Institutos Nacionales de la Salud de Estados Unidos invierten más de 190 millones de dólares en períodos de cinco años para ver cómo influye el microbioma en la expresión genética. En mayo de 2016, la Casa Blanca lanzó un proyecto de quinientos millones de dólares, llamado Iniciativa del Microbioma Unificado, para estudiar las comunidades microbianas del planeta. Esta será una colaboración coordinada entre muchas agencias federales, universidades, organizaciones filantrópicas e industrias.

Para la neurología, un campo en el que casi no hay curas reales ni tratamientos definitivos, esta creciente área de estudio brinda por fin ideas revolucionarias para aliviar el sufrimiento humano. Mis recomendaciones en la segunda parte del libro parten del poder de estos novedosos y maravillosos hallazgos, y en esa sección te mostraré también cómo usarlos en tu propio beneficio. Lo mejor es que notarás resultados en cuestión de días.

Hay microbiomas en todo el mundo. Además del microbioma humano, los océanos, la tierra, los desiertos, los bosques y las atmósferas tienen su propio microbioma que favorece la vida. Los microbiomas han cautivado al mundo científico, y en todo el planeta se han desarrollado proyectos de investigación multimillonarios para estudiarlos. Como dato curioso: los microbios de los océanos producen el 50 % del oxígeno que respiramos y absorben dióxido de carbono. Los microbios que consumen metano y que habitan en las profundidades del mar también actúan como un potente incinerador del famoso gas invernadero. Es importante reconocer que la salud del planeta depende de sus comunidades microbianas.

Una de las áreas fundamentales que las bacterias intestinales ayudan a controlar es la permeabilidad intestinal. Cuando hablamos de problemas de filtración en el intestino

—el llamado «intestino permeable»—, nos referimos a problemas funcionales en las diminutas conexiones entre las células que recubren el intestino y que controlan el paso de los nutrientes hacia el resto del cuerpo a través de la circulación sanguínea. Si las conexiones no funcionan, dejan de cumplir apropiadamente su función de filtro entre lo que deben dejar pasar (los nutrientes) y lo que deben repeler (amenazas potenciales). Como guardianes de esa puerta, esas conexiones determinan, hasta cierto punto, el grado de inflamación del cuerpo (el nivel basal de inflamación en cualquier momento dado).

El concepto de «intestino permeable» y su relación con afecciones autoinmunes solían ser desestimados por los investigadores y médicos convencionales. Pero gran número de investigaciones consolidadas han demostrado lo contrario: los daños en la barrera intestinal promueven la proliferación de una flora intestinal poco saludable que no protege el recubrimiento intestinal. Debido a esto, y al incremento de la inflamación y la activación de la respuesta inmune, eres más susceptible a toda una serie de problemas para la salud, entre ellos la artritis reumatoide, las alergias alimenticias, el asma, los eccemas, la psoriasis, la enfermedad inflamatoria intestinal, la celiaquía, la diabetes tipo 1 y tipo 2, e incluso el cáncer, el autismo, el Alzheimer y el Parkinson.

Según estos hallazgos recientes, la pared intestinal depende por completo de la tolerancia o el rechazo a las sustancias que ingerimos. Una fisura en la pared intestinal puede ocasionar que toxinas alimenticias —como el gluten u otros patógenos— se filtren y alteren el sistema inmunitario. Esta fuga no solo afectará al intestino, sino también a otros órganos y tejidos, como los huesos, la piel, los riñones, el páncreas, el hígado y el cerebro.

¿Qué puede ser la causa de la mala salud del microbioma intestinal?

- Dietas altas en carbohidratos refinados, azúcar y alimentos procesados.

- Dietas bajas en fibra, en especial el tipo de fibra que alimenta la flora intestinal.

- Toxinas alimenticias, como el gluten o los aceites vegetales procesados.

- Estrés crónico.

- Infecciones crónicas.

- Antibióticos y otros fármacos, como los antiinflamatorios no esteroideos (AINE) o los medicamentos para el reflujo ácido (inhibidores de la bomba de protones o IBP) (véase la p. 147).

Cuando un grupo de investigadores de la Universidad de Stanford, encabezados por el doctor Justin Sonnenberg, exploró la mucosa que recubre el intestino, encontró que esa capa hospeda a varios grupos de bacterias que son vitales para regular la inmunidad y la inflamación. La capa de mucosa, la cual se renueva cada hora, es un factor crucial para mantener la integridad del recubrimiento intestinal y reducir la permeabilidad intestinal. Cada vez está más claro que las bacterias de esta capa dependen de la fibra alimenticia para prosperar, por eso los carbohidratos que consumimos deben provenir de frutas y verduras ricas en fibra. Estos carbohidratos complejos son sintetizados por la flora intestinal. Así es: las bacterias beneficiosas del intestino utilizan la fibra que comemos como combustible para impulsar su propio crecimiento.

Los prebióticos son una forma especializada de fibra alimenticia que el cuerpo no puede digerir, pero que las bacterias intestinales adoran consumir, y también son una parte fundamental del plan de *Más allá de tu cerebro*. Los prebióticos suelen clasificarse como carbohidratos porque están presentes en muchas frutas y verduras. Podría decirse que son una especie de fertilizante; de hecho, se ha estimado que por cada 100 gramos de prebióticos consumidos se producen 30 gramos de bacterias. Cuando las bacterias intestinales metabolizan estas fibras, producen unas sustancias llamadas ácidos grasos de cadena corta o ácidos grasos volátiles (AGV), los cuales nos ayudan a mantenernos sanos. El ácido butírico, por ejemplo, es un AGV que mejora la salud del recubrimiento intestinal. Además, estos ácidos grasos ayudan a regular la absorción de agua y de sodio y aumentan nuestra capacidad de absorber minerales necesarios y calcio. También son muy eficaces para bajar el pH del intestino, lo que inhibe el crecimiento de patógenos potenciales y de bacterias dañinas. Asimismo, fortalecen la función inmune y permiten explicar por qué algunas personas tienen problemas para perder peso aun reduciendo el consumo de calorías. La producción de estos AGV activa una señal que indica al cerebro que el cuerpo ha ingerido suficiente comida. Una vez recibido este mensaje, los alimentos en el intestino se mueven más rápido, por lo que se absorben menos calorías. Por otro lado, cuando los AGV son bajos, el cuerpo cree que no está recibiendo comida suficiente y esta se mueve mucho más despacio, lo que permite al cuerpo sustraer muchas más calorías de los alimentos.

La típica dieta occidental aporta muchas calorías, pero muy poca o nada de fibra prebiótica. Así que, a pesar del excesivo consumo calórico, el sistema digestivo cree que nos estamos muriendo de hambre. El cuerpo reacciona a esta falsa sensación de hambre y hace lo necesario para extraer tantas calorías como sea posible de la comida. Este podría ser uno de los principales problemas en torno a la obesidad. El estadounidense promedio consume algo menos de 5 gramos de fibra prebiótica al día, mientras que se cree que nuestros delgados ancestros cazadores-recolectores consumían hasta 120 gramos al día. Te enseñaré a aumentar el consumo de fibra prebiótica para que tu cuerpo no crea que se está muriendo de hambre y no tenga que sustraer tantas calorías de los alimentos que consumes.

Nuevas investigaciones también revelan que las bacterias intestinales desempeñan un papel importante en la protección de la barrera hematoencefálica, la cual protege al cerebro de sustancias potencialmente dañinas y asegura, asimismo, la homeostasis del sistema nervioso central. De hecho, se han descubierto muchas similitudes entre la barrera hematoencefálica y el recubrimiento intestinal. Se ha demostrado, por ejemplo, que la gliadina, una proteína que se encuentra en el gluten, puede provocar una mayor permeabilidad de la barrera hematoencefálica y lo mismo en el intestino. Esto explicaría un poco más la relación que existe entre los alimentos que contienen gluten y los problemas neurológicos. Así que, si creías que tener el intestino permeable era malo, ¡imagina lo terrible que debe de ser tener el cerebro permeable! De hecho, los problemas en la barrera hematoencefálica se asocian con enfermedades como el Alzheimer, infartos, tumores cerebrales, esclerosis múltiple, meningitis, rabia, convulsiones y hasta autismo.

En otoño de 2014 tuve la oportunidad de dar una conferencia en la Facultad de Medicina de la Universidad de Harvard sobre el papel del microbioma en la salud y las enfermedades neurológicas. Justo antes de que me tocara hablar, mantuve una pequeña charla con mi amigo y colega el doctor Alessio Fasano, una de las autoridades en el tema del gluten y la salud, quien también iba a intervenir. El doctor Fasano, director del Centro de Investigación Celíaca del Hospital General de Harvard, en Massachusetts, dejó claro que, en su opinión, el primer factor que afecta al microbioma es la dieta. Y nuestra dieta depende de nosotros.

El doctor Lawrence David, otro investigador de Harvard, ha estudiado el tiempo que tarda el microbioma intestinal en cambiar una vez que hemos modificado nuestra dieta. En su investigación, publicada en enero de 2014, analizó los cambios en la flora intestinal de seis hombres y cuatro mujeres de entre 21 y 33 años con una dieta basada en productos de origen animal o vegetal. A pesar de ser un estudio pequeño que involucraba a un número reducido de personas, logró sentar las bases para estudios posteriores. El doctor David documentó cambios sustanciales en los patrones genéticos de la flora intestinal en un período breve de apenas tres días. En otro estudio en colaboración, que involucraba a investigadores de Alemania, Italia, Suecia, Finlandia y Reino Unido, se concluyó que «un factor clave para determinar la composición de la microbiota intestinal es la dieta [...]. Las dietas occidentales producen composiciones microbiotales muy diferentes a las de las dietas tradicionales». En esta investigación también se registró que el funcionamiento de las bacterias intestinales puede variar dependiendo de la dieta, además de que se observaron diferencias en la expresión genética de dichas bacterias.

Estoy convencido de que la ciencia seguirá haciendo hincapié en los beneficios de las «dietas tradicionales», altas en grasas saludables y bajas en carbohidratos, y señalando las desventajas de la dieta occidental, alta en carbohidratos y baja en grasas saludables.

Tal vez fue un tanto osado dedicar un capítulo entero de *Alimenta tu cerebro* a la conexión entre la salud intestinal y el riesgo de padecer autismo, pero la ciencia sigue confirmando que dicho vínculo existe. Se ha observado un patrón de enfermedades gastrointestinales, posiblemente ocasionado por el intestino permeable y la disbiosis intestinal, en niños con autismo. Una teoría que tiene mucha repercusión en la actualidad es que los microbios asociados con el trastorno del espectro autista producen subproductos en el metabolismo de los microbios que a su vez afectan a las funciones cerebrales humanas. Esta teoría científica es tan poderosa que la Administración de Alimentos y Medicamentos de Estados Unidos (FDA) ha aprobado un estudio de la Universidad de Arizona en el que los investigadores realizarán trasplantes fecales de microbiota (FMT) en un grupo de veinte niños autistas de entre 7 y 17 años con problemas gastrointestinales severos. El FMT es la terapia más agresiva disponible para reiniciar y recolonizar un microbioma enfermo. En este proceso se trasplanta bacteria beneficiosa filtrada de una persona saludable al colon de otra persona.

El increíble papel que desempeña el microbioma en tu salud ha cautivado a muchos investigadores de todo el planeta. Aprenderás más en el resto del libro, también lo que puedes hacer hoy mismo para equilibrar la comunidad microbiana de tu intestino y evitar la disbiosis. Por ahora, no obstante, centrémonos en otro de los objetivos principales de este programa.

EQUILIBRA TUS HORMONAS, DISMINUYE LOS PICOS DE INSULINA E INCREMENTA LA SENSIBILIDAD A LA LEPTINA

Tu sistema endocrino, el cual regula y controla las hormonas del cuerpo, maneja el control remoto de muchas de tus emociones: mal humor, cansancio, hambre, deseo sexual, enfermedad, salud, calor o frío. También regula el desarrollo, el crecimiento, la reproducción y el comportamiento a través de un intrincado sistema de hormonas, que son las mensajeras químicas del cuerpo. Estos mensajeros se producen en diferentes partes del cuerpo (por ejemplo, la tiroides, las glándulas suprarrenales, la glándula pituitaria o las gónadas) y luego viajan a través del flujo sanguíneo para llegar a órganos y tejidos específicos. Una vez allí, actúan sobre los receptores para provocar una respuesta biológica, por lo regular con el objetivo de efectuar algún cambio que permita que el cuerpo funcione con normalidad y mantenga el equilibrio. Las hormonas desempeñan un papel vital en todos los sistemas del cuerpo humano: reproductivo, nervioso, respiratorio, cardiovascular, óseo, muscular, inmunitario, urinario y digestivo. Para mantener el cuerpo equilibrado, la fuerza de una hormona en particular se contrapone a la de otra hormona.

Los desequilibrios hormonales pueden ocasionar problemas graves de salud, como trastornos metabólicos y tiroideos, infertilidad, cáncer, pérdida del cabello, fatiga, depresión, disminución de la libido, dolor crónico y otros. Los trastornos hormonales pueden presentarse de forma natural a causa del estrés, la edad o por circunstancias médicas que alteran la armonía hormonal. Las mujeres experimentan una disminución de estrógenos y variaciones en las hormonas de la tiroides durante y después de la menopausia. Los hombres, por su parte, después de los 30 años experimentan una disminución anual del 1-2 % en los niveles de testosterona (aunque parte de este decrecimiento puede atribuirse a factores de la vida diaria, como el aumento de peso, no solo al envejecimiento). Como hemos visto, un microbioma dañado también puede tener un papel nocivo, y los niveles hormonales pueden verse afectados por ciertas toxinas.

Pero no todo es malo, ya que las disfunciones hormonales pueden ser tratadas con la alimentación... y con el plan de acción descrito en este libro. Uno de los factores clave son los probióticos («promotoras de la vida»), bacterias vivas que se pueden ingerir a través de los alimentos y los suplementos. Numerosos estudios recientes señalan lo potentes que pueden ser los probióticos para equilibrar los niveles de insulina —la hormona maestra del organismo— y de otras hormonas vinculadas con el apetito y el metabolismo; además, pueden ayudar a reducir e incluso eliminar la resistencia a la insulina y la diabetes.

Veamos una introducción básica a la insulina y a algunas otras hormonas importantes relacionadas con el metabolismo. La insulina, como seguro que sabes, es una de las hormonas más importantes. Es una proteína portadora que se produce en el páncreas, y su función más conocida es la de transportar la energía de los carbohidratos en forma de glucosa desde los alimentos hasta las células para que la aprovechen. La insulina circula por el flujo sanguíneo, ahí recoge la glucosa y la lleva a las células de todo el cuerpo, donde se utiliza como combustible. La glucosa sobrante que las células no necesitan se almacena en el hígado como glucógeno o se deposita en las células adiposas.

Las células normales y saludables no tienen problemas para responder a la insulina. Sin embargo, cuando las células se ven brutalmente expuestas a altos niveles de insulina por culpa de picos de glucosa persistentes (que suelen ser provocados por el consumo excesivo de carbohidratos refinados), se adaptan y se vuelven «resistentes» a la hormona. Esto obliga al páncreas a trabajar más, a producir más insulina porque se requieren niveles mayores de esta para que la glucosa llegue a las células. Por desgracia, estos niveles tan altos también hacen que el azúcar en la sangre caiga a niveles peligrosamente bajos, lo que provoca malestar físico y angustia.

Como expliqué en *Cerebro de pan*, las conexiones entre los niveles altos de azúcar en la sangre, la resistencia a la insulina, la diabetes, la obesidad y el riesgo de sufrir un trastorno cerebral son irrefutables. Ciertos estudios demuestran una relación entre los niveles elevados de grasa corporal y un hipocampo (el centro de la memoria del cerebro) de menor tamaño, así como que las consecuencias metabólicas de la diabetes y la obesidad tienen efectos en el cerebro mucho mayores de lo que se creía. Después de 1994, cuando la Asociación Estadounidense de la Diabetes recomendó que los estadounidenses consumieran el 60-70 % de sus calorías diarias en forma de carbohidratos, el número de personas que desarrolló diabetes aumentó exponencialmente, al igual que los trastornos neurológicos. De hecho, las personas con diabetes tienen el doble de riesgo de contraer Alzheimer.

La naturaleza exacta de esa relación fue descubierta hace muy poco. Los diabéticos, por definición, tienen niveles altos de azúcar en la sangre porque su cuerpo no puede transportar la glucosa esencial para las células. Y si esa glucosa permanece en la sangre, provocará un daño inmenso. Se adherirá a las proteínas del cuerpo en un proceso llamado glicación, el cual provoca inflamación y la producción de radicales libres. Todos esto, la glicación, la inflamación y la producción de radicales libres, son factores implicados en el desarrollo del Alzheimer, el Parkinson y la esclerosis múltiple. Incluso en el caso de un prediabético, el momento en que los niveles de azúcar empiezan a aumentar se asocia con un deterioro de las funciones cerebrales y con el riesgo de padecer Alzheimer.

En 2016, Melissa Schilling, profesora de administración organizacional en la Universidad de Nueva York, aportó nuevas nociones sobre cómo se relacionan la diabetes y el Alzheimer al descubrir una relación entre ambas enfermedades. Al combinar décadas de investigación en química molecular, diabetes y Alzheimer, encontró un factor en común: la insulina y las enzimas que sintetizan esta importante hormona. Las mismas enzimas que sintetizan la insulina también sintetizan la beta-amiloide, una proteína que forma nudos y placas en el cerebro de quienes padecen Alzheimer. Cuando se secreta demasiada insulina por culpa de una dieta deficiente, obesidad y diabetes (trastorno conocido como hiperinsulinemia), las enzimas están demasiado ocupadas sintetizando la insulina para poder sintetizar la beta-amiloide, con lo que esta proteína se acumula. El trabajo de Schilling reveló un hecho sorprendente: casi la mitad de los casos de Alzheimer en Estados Unidos se deben probablemente a hiperinsulinemia. Por fortuna, la hiperinsulinemia es tratable y se puede prevenir siguiendo este programa. (Tuve la oportunidad de entrevistar a la profesora Schilling para el programa en línea *The Empowering Neurologist*; puedes ver el vídeo en mi web, www.DrPerlmutter.com.)

Existen otras dos hormonas importantes asociadas con el metabolismo que comparten vínculos con la insulina: la leptina y la ghrelina. La bioquímica de las tres hormonas en el cuerpo es muy compleja y es un proceso altamente regulado, pero trataré de simplificarlo para que sepas por qué es tan importante mantener estas tres hormonas en equilibrio.

La leptina y la ghrelina son las principales hormonas del apetito, mientras que la insulina controla el uso y almacenamiento de la energía que obtenemos de los alimentos. La leptina y la ghrelina son responsables de las sensaciones de hambre y de saciedad y orquestan nuestros patrones alimentarios. La leptina, de la palabra griega para «delgado», está presente en docenas de procesos fisiológicos, incluida la coordinación de las respuestas inflamatorias del cuerpo, aunque su función más conocida es la supresión del apetito. La leptina disminuye las ganas de comer al actuar sobre centros específicos del cerebro. La nutrióloga Nora Gedgaudas suele decir que la leptina avisa al cerebro de que «la cacería ya terminó». Es lo que te permite dejar el tenedor en el plato y parar de comer. En pocas palabras, funciona así: cuando las células adiposas se llenan y empiezan a expandirse, secretan leptina. Una vez que las células adiposas se reducen porque su contenido se ha usado para producir energía, el grifo se cierra un poco y se libera menos leptina. Con el tiempo vuelves a sentir hambre debido a la liberación de la ghrelina, y entonces el ciclo se reinicia.

La ghrelina, u hormona del hambre, se libera cuando el estómago está vacío e incrementa el apetito. Una vez que el estómago se llena de comida y se expande, manda una señal al cerebro para que cierre el grifo de la ghrelina. Como bien imaginas, si se altera el equilibrio entre la leptina y la ghrelina, se desatará una guerra que se reflejará en tus antojos, la falta de saciedad y el ancho de tu cintura. Las personas resistentes a la leptina no se sienten satisfechas y no pueden dejar de comer. Gedgaudas afirma que la resistencia a la leptina es el Santo Grial de la obesidad. Así como el exceso de insulina provoca resistencia a esta hormona (y diabetes), demasiada leptina, producida por un exceso de carbohidratos y azúcares, causa resistencia a la leptina. Y niveles elevados de insulina hacen que el cerebro se vuelva menos sensible a la leptina.

Debido a la prevalencia de la resistencia a la insulina en la actualidad, la mayoría de las personas (con independencia de su peso) liberan hasta el doble de insulina que las de hace treinta años por la misma cantidad de glucosa. Y esos niveles tan altos de insulina son culpables de hasta el 70-80 % de todos los casos de obesidad.

Obviamente nuestro objetivo no solo es lograr un control óptimo de los niveles de azúcar en la sangre por medio de niveles saludables de insulina, sino también equilibrar la balanza de la leptina y la ghrelina y, sobre todo, aumentar la sensibilidad del cuerpo a la leptina. Te voy a mostrar exactamente cómo lograrlo no solo con la dieta, sino también con buenos patrones de sueño y ejercicio. La privación del sueño reduce los niveles de leptina, por lo que tu cerebro recibe el mensaje de buscar más calorías. Por su parte, el ejercicio mejora las señales de la leptina y también la sensibilidad a la insulina.

TOMA EL CONTROL DE TUS PROPIOS GENES

Cuando piensas en tu ADN, en tu código genético heredado, es probable que te preguntes por las características y los factores de riesgo que te transmitieron tus padres desde su ADN. ¿Te pasaron los ojos azules, la complexión atlética y una mayor propensión a sufrir un ataque cardíaco en tu vida adulta? Antes se creía que el ADN era una marca permanente en los cromosomas del cuerpo y que no se podía cambiar, pero ahora sabemos que, aun si los genes codificados en el ADN están esencialmente estáticos (salvo en el caso de mutaciones), la expresión de esos genes puede ser muy dinámica.

En páginas anteriores hablé de un área de la investigación científica que hoy suscita gran interés: la epigenética, el estudio de secciones del ADN (llamadas «marcas» o «marcadores») que influyen en el comportamiento de los genes. Estos marcadores epigenéticos tienen voz y voto en la salud y la esperanza de vida, así como en la salud y la esperanza de vida de nuestros hijos. De hecho, para bien o para mal, transmitirás las fuerzas que influyen en la actividad de tu ADN a tus hijos biológicos. La actividad epigenética es capaz incluso de alterar los niveles de riesgo de tus nietos de desarrollar ciertos trastornos y enfermedades. También puedes cambiar o alterar estos marcadores para que afecten en la expresión de tu ADN de forma distinta y que sea posible revertir el riesgo de sufrir ciertas enfermedades.

Las fuerzas de la epigenética pueden afectar en nosotros desde que estamos en el útero hasta que morimos. Hay muchos momentos de la vida en los que somos especialmente sensibles a las influencias ambientales que pueden alterar nuestra biología y ocasionar trastornos, como la demencia o el cáncer de cerebro.

Existe una molécula muy importante que me gustaría resaltar porque tiene todo que ver con nuestra capacidad para controlar la expresión de los genes: la Nrf2. Cuando el cuerpo experimenta un alto estrés oxidativo, es decir, un desequilibrio entre la producción de radicales libres y la capacidad del cuerpo de contrarrestar sus efectos dañinos, se desencadena una alarma que activa la Nrf2, una proteína específica presente en cada célula. Esta proteína permanece latente, incapaz de moverse o de operar hasta que se dispara un activador de Nrf2. Una vez activa, viaja al núcleo celular y se adhiere al ADN en un punto específico, lo que abre la puerta a la producción de gran número de antioxidantes y de enzimas desintoxicantes. El resultado es la eliminación de toxinas dañinas y la disminución de la inflamación.

El principal objetivo del recorrido realizado por la Nrf2 es proteger a la célula de estresantes externos tales como toxinas y agentes cancerígenos. Su circuito es antiguo. En una investigación de 2014 de la Universidad de Colorado se refieren al circuito de la Nrf2 como «el mayor regulador de los antioxidantes, la desintoxicación y la defensa de la expresión genética celular». Esa es la razón por la que se han llevado a cabo numerosas investigaciones sobre el papel de este circuito de vida, en especial en conexión con enfermedades como el Alzheimer, el Parkinson, la esclerosis múltiple y hasta el autismo.

Sin embargo, no hace falta esperar a que el cuerpo mande señales de alarma para activar la Nrf2. Podemos activar esta proteína con el consumo de ciertos ingredientes y a través de la restricción de calorías. El ácido graso esencial omega-3 o DHA, presente en muchos pescados, actúa directamente sobre la Nrf2, así como algunos componentes del brócoli, la cúrcuma, el extracto de té verde y el café. Encontrarás los ingredientes recomendados en el programa alimenticio, y la restricción de calorías se producirá de forma natural debido a que es un programa bajo en carbohidratos y a los ayunos ocasionales (veremos esto más adelante).

En los últimos años, los científicos han descubierto que los lactobacilos (bacterias beneficiosas que conforman buena parte de la flora intestinal y que se hallan en productos probióticos) estimulan la Nrf2. En estudios experimentales, estas bacterias buenas permiten que los animales respondan al estrés activando sus genes protectores con ayuda de la Nrf2. Esto ilustra el poder que tienen las bacterias intestinales beneficiosas. No solo participan en la creación de sustancias fundamentales que necesitamos para sobrevivir, sino que crean un entorno que influye para bien en la expresión de nuestros genes.

En mis libros nunca he hablado de los telómeros, pero por fin la ciencia nos ha dado pistas sobre su importancia y las cosas que afectan en ellos en profundidad. Los telómeros son los extremos de los cromosomas. Su función es proteger nuestros genes y hacer posible la división celular; por tanto, son esenciales para la salud y se cree que guardan el secreto de cómo envejecemos y por qué enfermamos. En términos de trastornos neurológicos, por ejemplo, investigadores del Instituto Karolinska, en Suecia, han demostrado recientemente que los «telómeros están implicados en el mecanismo activo responsable del desarrollo del Alzheimer».

El estrés oxidativo, causado por el estrés psicológico o por el consumo excesivo de azúcares y carbohidratos, reduce el tamaño de los telómeros y, por tanto, de la vida. Cuanto más cortos son los telómeros, más rápido envejecemos. Fumar, la exposición a contaminantes y la obesidad también son causantes de estrés oxidativo y, en consecuencia, de la reducción de los telómeros. Por otro lado, podemos proteger los telómeros con ejercicio aeróbico, una dieta baja en azúcar y rica en fibra, y complementos de DHA. Este programa te ayudará a lograrlo.

EQUILIBRA TU VIDA

Todos queremos más equilibrio en nuestras vidas. Más armonía entre las horas de trabajo y las horas de descanso, y más fuerza para sobreponernos a las dificultades, en particular a las inesperadas. Siempre hay cosas que pueden alejarnos del buen camino, ya sean retos físicos o mentales. Confío en que una vez que pongas en práctica las estrategias que te presento en este libro, tendrás una vida más equilibrada y mejor en todos los sentidos. Veamos ahora las normas del juego.

3

Normas de alimentación

El cuerpo es una máquina increíblemente dinámica que tiene la capacidad de regularse a sí misma y posee sistemas integrados de revisión y equilibrio que le permiten mantener un equilibrio constante. Si, por ejemplo, un día decides comer hasta reventar y no hacer ejercicio, no ganarás cinco kilos de la noche a la mañana. El cuerpo no funciona así. Sin que te des cuenta, cada segundo, en tu interior, ocurren intercambios celulares que ayudan a hacer ajustes para mantener el equilibrio general del cuerpo. Este proceso se conoce como homeostasis. Hagamos una analogía con la personalidad. Tenemos días buenos y malos, momentos en que estamos con el humor por los suelos y otros en que nos sentimos eufóricos, pero nuestra personalidad permanece relativamente constante.

Pese a que el cuerpo cambia a diario en función de nuestras experiencias y de cómo lo tratamos, siempre mantiene un punto de referencia general, un estado físico en el que las hormonas y otras biomoléculas fluyen como deberían; las neuronas funcionan del modo adecuado y el sistema inmunológico trabaja a nuestro favor, no en nuestra contra. Los problemas surgen cuando hacemos caso omiso de los sistemas del organismo que regulan la homeostasis. Entonces en un abrir y cerrar de ojos podemos volvernos vulnerables a enfermedades, trastornos y dolencias. No hay manera más directa de abrirle las puertas a la disfunción que agrediendo a diario a nuestro cuerpo a través de nuestras elecciones alimenticias.

Te recomiendo que lleves un diario en el que anotes lo que sucede en tu vida mientras sigues el programa. Puedes escribir no solo los motivos por los que has adoptado este nuevo estilo de vida, sino también tus pensamientos, tus metas, los acontecimientos que más te afectan y las decisiones que vas tomando. Intenta mantener un registro constante de tus emociones y sentimientos, sobre todo los que estén relacionados con la alimentación. Fíjate en si comes sin prestar atención debido al cansancio o al estrés. Encuentra los patrones que pueda haber entre tu bienestar emocional y las elecciones que haces todos los días. Tu actitud y tu perspectiva tienen gran impacto en las decisiones diarias y en la salud en general, y es posible aprender a usar tanto la felicidad como la frustración y la decepción para motivarte en el camino hacia el éxito. Cuando tengas un mal día, lo cual es inevitable, presta atención a cómo los retos y obstáculos a los que te enfrentas provocan patrones conductuales que impiden que realices actividades saludables. Dicha autoconciencia te ayudará a hacer cambios positivos y a no caer en la tentación de comprarte algo en una máquina expendedora o de ceder ante la insistencia del compañero que ha traído una caja de donuts a la oficina.

Mi deseo es que aprendas a vivir de una manera que te resulte sostenible a largo plazo. Llegados aquí, todo lo que te pido es que aproveches mis recomendaciones y estés pendiente de los cambios y las sensaciones de tu cuerpo. Estás reajustándote; un día, una comida y un pensamiento cada vez y verás que con el tiempo los resultados se van acumulando. Así que, respira hondo, relájate y prepárate para descubrir a un nuevo yo.

Y ahora, empecemos el entrenamiento. Ha llegado el momento de aprender las normas de alimentación.

- Olvídate del gluten (aunque creas que no te causa problemas)
- Concéntrate en una dieta baja en carbohidratos y alta en grasas y fibra
- Di adiós a los azúcares (reales, procesados y artificiales)
- Evita los alimentos transgénicos
- No consumas demasiada proteína
- Abre los brazos al maravilloso huevo

OLVÍDATE DEL GLUTEN (AUNQUE CREAS QUE NO TE CAUSA PROBLEMAS)

En *Cerebro de pan* escribí ampliamente sobre el gluten, la proteína «pegajosa» que se encuentra en el trigo, la cebada y el centeno, y que describí como uno de los ingredientes más inflamatorios de la era moderna. Argumenté que, si bien el porcentaje de la población altamente sensible al gluten y que padece celiaquía es pequeño, es posible que casi todas las

personas tengan una reacción negativa, aunque no detecta-
da, al gluten. Ahora mi afirmación ha sido validada por muchos grupos de investigación, incluido un consorcio de científicos de la Universidad de Harvard, la Universidad Johns
Hopkins, el Centro Médico Naval de San Diego y la Universidad de Maryland, que publicaron sus hallazgos en 2015. Es
posible que en aquel momento mi teoría pareciera atrevida y
agresiva, incluso extravagante y controvertida, pero desde
entonces la literatura científica no hace más que reafirmarla
una y otra vez. Veamos más detalles y datos actualizados.

La sensibilidad al gluten, con o sin celiaquía, conduce a la
producción de citoquinas inflamatorias, las cuales desempeñan un papel crucial en las enfermedades neurodegenerati-
vas, pues el cerebro es uno de los órganos más susceptibles a
los efectos nocivos de la inflamación. El flujo de los efectos
inflamatorios del gluten llega al cerebro por culpa del síndrome del intestino permeable, el cual no logra evitar que los ingredientes tóxicos generen una respuesta inmune. El gluten
es un veneno silencioso que puede infligir daños permanentes sin que te des cuenta. Las personas con síntomas de sensibilidad al gluten se quejan sobre todo de dolor abdominal,
náuseas, diarrea, estreñimiento y malestar intestinal. También
pueden presentar síntomas neurológicos como cefalea, niebla cerebral, cansancio inusual después de una comida con
mucho gluten y sensación generalizada de pérdida del equilibrio. La mayoría de la gente no tiene síntomas evidentes, pero
eso no significa que no esté sufriendo un ataque silencioso en
algún lugar del cuerpo; por ejemplo, en el sistema nervioso.
Los efectos del gluten comienzan con jaquecas inexplicables,
fatiga crónica y ansiedad, pero pueden agudizarse y provo-

car trastornos más graves, como depresión y demencia. Es importante que comprendas que el intestino permeable no siempre provoca síntomas intestinales. Como se explica en el capítulo 2 de *Cerebro de pan*, esta enfermedad puede manifestarse en trastornos autoinmunes, problemas de la piel como eccema y psoriasis, cardiopatías y cualquier trastorno neurológico.

La cuestión de si alguien que no padeciera celiaquía podía ser sensible al gluten solía ser motivo de debate, pero la ciencia por fin se ha pronunciado. La sensibilidad al gluten no celíaca (SGNC) es un diagnóstico aceptado por la medicina convencional. En un asombroso artículo reciente, publicado en la revista *Clinical Gastroenterology and Hepatology*, un grupo de investigadores italianos realizó un estudio riguroso (es decir, aleatorio, doble ciego y controlado con placebo) para determinar los efectos de dosis bajas de gluten en personas con supuesta SGNC. Durante una semana se asignó a los participantes de manera aleatoria el consumo de poco más de 4 gramos de un producto con gluten (el equivalente aproximado a dos rebanadas de pan de trigo) o de un producto sin gluten (almidón de arroz) que actuó como placebo. Los participantes no sabían si estaban consumiendo gluten o no. Después se les asignó una dieta sin gluten durante una semana y, una vez terminada, los participantes cambiaron de grupo. Los investigadores descubrieron una clara relación entre el gluten y los síntomas intestinales, la irritación alrededor de la boca y, sobre todo, la depresión y la niebla cerebral, es decir, síntomas no intestinales. Refirieron que «la identificación generalizada de síntomas había sido considerablemente mayor durante el consumo de gluten en comparación con el placebo».

Hoy en día el gluten está en todas partes, a pesar de que el movimiento antigluten ha alcanzado a diversos fabricantes de alimentos. Acecha por doquier, desde los productos hechos a base de trigo hasta los helados y la crema para manos, e incluso es utilizado como aditivo en productos sin trigo supuestamente «saludables». A diario oigo hablar de sus efectos a la gente que conozco. Con independencia de qué los aflija, ya sean cefaleas crónicas, ansiedad o toda una hueste de síntomas neurológicos sin diagnóstico definido, una de las primeras cosas que les aconsejo es que eliminen el gluten de la dieta. Y los resultados no dejan de maravillarme. Ya ni siquiera recomiendo que se hagan pruebas de sensibilidad al gluten. **Hay que actuar a partir de la suposición de que somos sensibles al gluten y evitarlo a toda costa.**

Es esencial saber que el gluten está formado por dos grupos principales de proteínas: las gluteninas y las gliadinas. Puede que seas sensible a cualquiera de ellas o a una de las doce unidades más pequeñas de la gliadina. La reacción causaría inflamación. La gliadina en particular ha sido citada en nuevos estudios que muestran los efectos nocivos de esta proteína en el revestimiento intestinal al facilitar la permeabilidad. Según el doctor Alessio Fasano, de la Universidad de Harvard, «la exposición a la gliadina induce un aumento de la permeabilidad intestinal en todos los individuos, padezcan celiaquía o no».

En 2015, el doctor Fasano publicó un artículo clave en el que demostró que los efectos de la gliadina ocasionan daños internos e incluso pueden ser responsables de varios trastornos autoinmunes y cánceres. En pocas palabras, la gliadina desencadena la producción de otra proteína llamada zonulina, la cual desintegra el revestimiento intestinal y aumenta su permeabilidad, con lo que, como hemos visto, las sustancias que deberían permanecer dentro del intestino se filtran al flujo sanguíneo y causan inflamación. El descubrimiento de los efectos de la zonulina llevó a los investigadores a buscar enfermedades que se caracterizaran por los síntomas de permeabilidad intestinal. Y, tal como esperaban, encontraron que en la mayoría de los trastornos autoinmunes —incluidos la celiaquía, la artritis reumatoide, la esclerosis múltiple, la diabetes tipo 1 y el síndrome del intestino irritable— se dan niveles anormalmente altos de zonulina y permeabilidad intestinal. La zonulina es tan potente que cuando los científicos exponen a animales a esta toxina, estos desarrollan diabetes tipo 1 casi de inmediato. Les provoca permeabilidad intestinal, por lo que los animales comienzan a generar anticuerpos contra los islotes pancreáticos, que son grupos de células responsables de la producción de insulina.

Para quienes intentan perder peso, el gluten puede ser un obstáculo. Al fin y al cabo, el sobrepeso y la obesidad tienen sus orígenes en la inflamación. Es una responsabilidad compartida: la inflamación favorece el aumento de peso y el aumento de peso produce inflamación. En primer lugar, los niveles elevados de citoquina inflamatoria en el flujo sanguíneo —el sello distintivo de la inflamación— generan resistencia a la insulina. Esto explica por qué la gente que padece otras enfermedades inflamatorias tiene mayor riesgo de desarrollar diabetes tipo 2. En segundo lugar, la inflamación se apodera de los adipocitos hasta provocar obesidad. Cabe aclarar que la grasa corporal sí tiene una función; nadie puede estar completamente libre de ella. La grasa por sí sola no es un tejido inflamatorio, pero las cantidades que exceden lo que se considera saludable para el cuerpo son problemáticas y pueden desencadenar un ciclo perpetuo de inflamación. Además, la inflamación intracelular del tejido adiposo promueve la resistencia a la insulina y el aumento de peso.

La inflamación en el cerebro y en el intestino no hace sino agravar los problemas. Recuerda que la leptina controla el apetito y el metabolismo. Cuando la inflamación alcanza el cerebro, en concreto el hipotálamo, se genera una resistencia a la leptina, lo cual afecta a la metabolización de la grasa y la glucosa. En el intestino puede ocurrir algo similar: la inflamación del intestino genera resistencia tanto a la leptina como a la insulina, debido sobre todo a la exposición de toxinas que se filtran del intestino al flujo sanguíneo. En concreto, ciertas bacterias del intestino producen las toxinas llamadas lipopolisacáridos (LPS), las cuales no solo causan inflamación una vez que atraviesan el revestimiento intestinal, sino también resistencia a la insulina en el hígado y aumento de peso.

Existen otras conexiones entre la inflamación y el sobrepeso o la obesidad, pero el punto al que quiero llegar es que el gluten conduce a la permeabilidad intestinal, lo que a continuación abre las puertas a la inflamación crónica que hace que perder peso sea prácticamente imposible. Ni te imaginas la de gente que me cuenta cuánto peso perdió una vez que prescindieron por completo del gluten. Como he mencionado, no era algo que esperara cuando escribí mis libros anteriores.

Durante 2015 y 2016 se han realizado nuevas investigaciones sobre los efectos nocivos del gluten en el microbioma.

De hecho, es muy posible que la cascada de efectos adversos que se desencadena al exponer el cuerpo al gluten comience con un cambio en el microbioma; es decir, desde abajo. No hace falta decir que debes renunciar a este ingrediente por el resto de tu vida. Te enseñaré cómo en la segunda parte de este libro.

CONCÉNTRATE EN UNA DIETA BAJA EN CARBOHIDRATOS Y ALTA EN GRASAS Y FIBRA

¿Qué es mejor? ¿Una dieta baja en carbohidratos o baja en grasas? Echemos un vistazo a lo más destacado de la literatura médica. En un estudio de la Universidad de Tulane, publicado en 2014 en los prestigiosos *Annals of Internal Medicine*, se evaluó a 148 hombres y mujeres obesos sin enfermedades cardiovasculares ni diabetes; a la mitad de ellos se le asignó una dieta baja en grasas y, a la otra mitad, una dieta baja en carbohidratos. El estudio duró un año, y los resultados fueron concluyentes: «La dieta baja en carbohidratos resultó más efectiva para perder peso y reducir el factor de riesgo cardiovascular que la dieta baja en grasas. La restricción de carbohidratos puede ser una opción para las personas que buscan perder peso y reducir los factores de riesgo cardiovascular». La gente que siguió la dieta baja en carbohidratos perdió más peso, bajó más centímetros de cintura, mejoró sus niveles de colesterol (con más colesterol bueno y menos colesterol malo) y experimentó una reducción drástica de triglicéridos, los cuales son un importante factor de riesgo de padecer enfermedades cardiovasculares (ECV).

Ahora bien, ¿por qué hablo de la salud del corazón en un libro que se centra en la salud del cerebro? Para empezar, más de un tercio de la población adulta estadounidense padece por lo menos alguna forma de enfermedad cardiovascular y un tercio del total de las muertes es consecuencia de ellas. En Estados Unidos, el coste anual del cuidado sanitario de las personas que tienen ECV está en cientos de miles de millones de dólares, y se estima que aumentará a cerca de 1,48 billones para 2030. Se trata de uno de los retos de salud pública más importantes de Estados Unidos. En segundo lugar, tanto las ECV como la obesidad están bien documentadas como factores de riesgo de enfermedades neurológicas; y, por supuesto, la inflamación es el denominador común. De hecho, en el estudio que comparaba una dieta baja en carbohidratos con una dieta baja en grasas, las personas que consumieron pocos carbohidratos experimentaron una reducción del nivel de proteína C-reactiva, un indicador sanguíneo de la inflamación. Por el contrario, los niveles de proteína C-reactiva aumentaron en las personas con la dieta baja en grasas.

En mi opinión, son datos impactantes. Durante los últimos setenta años nos han repetido hasta el cansancio que la grasa engorda y que cambiar las grasas tradicionales (como el aceite de oliva, el aceite de coco, las grasas animales, los frutos secos, el aguacate y el huevo) por sustitutos de grasa procesada y prefabricada es mejor para nuestra salud y nuestra cintura. Esto ha llevado a que la gente opte por dietas altas en carbohidratos, repletas de azúcares y grasas sintéticas, con resultados desastrosos.

La campaña contra la grasa se inició hace décadas con la

publicación de un estudio poco acertado. En los años cincuenta, el doctor Ancel Keys, de la Universidad de Minnesota, se dedicó a demostrar la correlación entre el consumo de ciertas grasas —en particular la grasa saturada y el colesterol— y las enfermedades cardiovasculares. Registró la incidencia de cardiopatías en diferentes países y, al tratar de encontrar una relación lineal, retiró algunos de los datos de su gráfica hasta que observó un patrón claro entre el consumo de grasa y las cardiopatías. Eliminó a los países que mostraban paradojas, como Holanda y Noruega, donde la gente come mucha grasa pero hay una incidencia baja de cardiopatías, y a otros como Chile, donde la tasa de cardiopatías es alta pese a las dietas bajas en grasas. A pesar de que Keys no realizó el estudio de los siete países (nombre con el que se le conoció después) con el rigor del método científico, sus ideas manipuladas se popularizaron y el colesterol se convirtió en el enemigo.

Te contaré unas cuantas cosas sobre este supuesto enemigo. El colesterol desempeña un papel fundamental, pues es uno de los nutrientes básicos para el funcionamiento de las neuronas. También es crucial para la construcción de las membranas celulares. Además, actúa como antioxidante y como precursor de algunas moléculas importantes que sustentan las funciones cerebrales (como la vitamina D) y de algunas hormonas relacionadas con los esteroides (por ejemplo, las hormonas sexuales, como la testosterona y el estrógeno). El cerebro requiere grandes cantidades de colesterol como fuente de combustible. Todos los hallazgos científicos recientes muestran que cuando los niveles de colesterol están bajos el cerebro no funciona bien. La gente con colesterol bajo tiene un riesgo mucho mayor de padecer problemas neurológicos, desde depresión hasta demencia.

Pero la industria alimentaria quiere que pienses lo contrario. Cuando el colesterol se convirtió en el villano, los ejecutivos de las compañías alimentarias se pusieron a trabajar para diseñar sustancias hidrogenadas parecidas a la mantequilla, aceites vegetales procesados y productos alimenticios fabricados con estos horribles ingredientes. Comenzaron a anunciarlos como «bajos en colesterol» o «sin colesterol», aunque en realidad estaban repletos de peligrosas grasas trans. Como resultado de esta transición de los alimentos reales a los manufacturados, hemos observado un aumento en el índice de enfermedades crónicas de origen inflamatorio, muchas de las cuales son precisamente las enfermedades que esperábamos prevenir, como la diabetes y las cardiopatías.

Las guías de alimentación más recientes no aconsejan limitar la ingesta de grasas saturadas. De hecho, cuando en Estados Unidos se publicaron las nuevas guías federales en 2015, la mayoría de la gente —incluidos los «expertos» en salud— se quedó estupefacta al ver que las recomendaciones que limitaban el consumo de alimentos ricos en colesterol habían sido eliminadas y que se habían añadido consejos en los que se incluía el café como parte de una dieta saludable. ¡Imagínatelo! El deterioro de la salud y el aumento de peso es consecuencia de haber reemplazado las grasas saturadas por carbohidratos y azúcares que favorecen la inflamación. Las grasas saturadas tienen que volver a la mesa. Debemos consumir más grasas naturales en general y perder el miedo a una dieta a base de grasas. Y al mismo tiempo es importante reducir el consumo de carbohidratos. Las peores dietas son las que están repletas de gluten y son altas en grasas y carbohidratos, ya que no solo destrozan el metabolismo y causan inflamación, sino que además afectan a la flora intestinal. Numerosos estudios han demostrado que una dieta alta en grasas solo funciona cuando va acompañada de pocos carbohidratos; además, cuanta más fibra, mejor. Recuerda que la fibra alimenta a los bichos que viven en los intestinos y contribuye a la salud intestinal.

En la segunda parte de este libro te pido que añadas más aceite de oliva a tu alimentación, sobre todo a raíz de los resultados de los estudios recientes de PREDIMED (Prevención con dieta mediterránea). El propósito de estos estudios, realizados en España y publicados en el *Journal of the American Medical Association* en 2015, fue evaluar el efecto de la dieta mediterránea en contraste con el efecto de la dieta baja en grasas que se recomienda a personas con cáncer de mama, pues la incidencia del cáncer de mama se ha incrementado en un 20 % en todo el mundo desde 2008.

La dieta mediterránea es rica en nutrientes, baja en azúcares y bastante alta en grasas. Dichos estudios incluyeron a más de 4.200 mujeres de entre 60 y 80 años, y cubrieron un período de seis años. Se dividió a las participantes en tres grupos. Al primero se le asignó una dieta mediterránea con el añadido de frutos secos variados; el segundo grupo también siguió una dieta mediterránea pero con aceite de oliva, mientras que el tercero siguió una dieta baja en grasas. Después de 4,8 años se confirmaron 35 casos de cáncer de mama entre los tres grupos. El riesgo de cáncer de mama en el grupo que llevó la dieta mediterránea con frutos secos fue un

34 % más bajo que el del grupo con la dieta baja en grasas, mientras que el riesgo de cáncer de mama en el grupo que llevó la dieta mediterránea con aceite de oliva dio la sorpresa de ser un 55 % más bajo que el grupo de la dieta baja en grasas.

Si con la dieta podemos mantener a raya enfermedades tan graves como el cáncer —también vinculada con la inflamación—, imagínate todo lo demás que podemos evitar. Otros estudios con características similares a las del proyecto PREDIMED han llegado a la misma conclusión. En uno en particular, publicado en la misma revista en 2015, se concluyó que «una dieta mediterránea complementada con aceite de oliva o frutos secos podría asociarse con una mejor función cognitiva».

Está claro que el giro de 180° que dieron nuestras elecciones alimentarias durante el siglo pasado es culpable de muchos de nuestros padecimientos modernos. Al dejar de lado una dieta alta en grasas y fibra pero baja en carbohidratos, y adoptar una dieta baja en grasas y fibra pero alta en carbohidratos, comenzamos a desarrollar enfermedades crónicas, muchas de las cuales afectan al cerebro. Así que prepárate para comer como un cazador-recolector. Dejarás de temer la grasa dietética —incluso aquella que es alta en colesterol—, disminuirás el consumo de carbohidratos y aumentarás la ingesta de grasas y fibra.

DI ADIÓS A LOS AZÚCARES (REALES, PROCESADOS Y ARTIFICIALES)

El azúcar está presente en casi todos los alimentos procesados. Puede que en la etiqueta aparezca con otro nombre —azúcar de caña, malta de cebada, fructosa cristalina, jugo de caña evaporado, jarabe de maíz alto en fructosa, maltodextrina—, pero no deja de ser azúcar. Los estadounidenses consumen 22 cucharaditas de azúcar al día y más de 60 kilos al año. En el último siglo se ha quintuplicado el consumo de fructosa; si bien se encuentra de manera natural en las frutas, suele consumirse en alimentos altamente procesados que contienen jarabe de maíz alto en fructosa. La fructosa influye en el desarrollo de esteatohepatitis no alcohólica (EHNA), enfermedad en la que la grasa se acumula en el hígado y ocasiona inflamación; puede derivar en fibrosis y cirrosis hepáticas. De hecho, el consumo de fructosa se relaciona con la resistencia a la insulina, la hiperlipemia y la hipertensión. La fructosa tiene siete veces más probabilidades que la glucosa de convertirse en productos de glicación —conglomerado de proteína y carbohidrato con consistencia pegajosa parecida al caramelo—, los cuales causan estrés oxidativo e inflamación. La fructosa no estimula la producción de insulina y leptina, dos de las hormonas clave para la regulación del metabolismo, lo cual explica en parte por qué las dietas altas en fructosa pueden provocar obesidad y consecuencias metabólicas que llegan al cerebro y provocan alteraciones neurológicas. En realidad, el azúcar tiene efectos adversos en las membranas celulares, las arterias, las hormonas, el sistema inmunitario, los intestinos y todo el sistema neurológico.

Despídete del zumo de naranja. ¿Te tomarías un refresco para desayunar? Probablemente no (aunque hay gente que lo hace). Después de esta pregunta, suelo hacer otra: ¿qué crees que es mejor, un zumo de naranja o una lata de Coca-Cola o Pepsi normal? Todo el mundo cree que la primera respuesta es la correcta, pero la verdad es que un vaso de 350 miligramos de zumo de naranja contiene 36 gramos de carbohidratos o 9 cucharaditas de azúcar puro, aproximadamente lo mismo que una lata de refresco de cola normal. Pero ¿qué hay de la vitamina C? Lamento decepcionarte, pero la vitamina C no compensa de ningún modo los efectos nocivos de todo ese azúcar. Si piensas que un zumo casero es mejor, debes saber que exprimir frutas suele ser una mala idea. Cuando comes frutas y verduras enteras que conservan toda su fibra, el flujo sanguíneo recibe el azúcar de manera muy lenta, por lo que la respuesta de la insulina se mantiene estable; sin embargo, al exprimirlas eliminas toda la pulpa, es decir, la fibra.

Si bien nos gusta pensar que nos hacemos un favor al reemplazar el azúcar refinado por productos seminaturales como Splenda o Canderel (en cuyas etiquetas pone «producto de origen natural»), son sustancias procesadas con disfraz de naturales. Y ¿qué pasa con los edulcorantes artificiales? El cuerpo humano no puede digerirlo, razón por la cual no tienen calorías, pero de todos modos deben pasar por el tracto gastrointestinal. Durante mucho tiempo dimos por hecho que los edulcorantes artificiales estaban compuestos, en su mayor parte, por ingredientes que no afectaban a nuestra fisiología. Nada de eso. En 2014, la revista *Nature* publicó un artículo revolucionario que se convirtió en un referente y que demostró que los edulcorantes artificiales afectan a la flora intestinal, causan disfunciones metabólicas

—como resistencia a la insulina y diabetes— y favorecen los mismos problemas de peso y obesidad que se esperaba que solucionaran.

¡Cuidado! Estos son ejemplos de azúcares y edulcorantes populares:

- Aspartamo
- Azúcar de remolacha
- Azúcar invertido
- Azúcar turbinado
- Ciclamato
- Dextrosa
- Fructosa
- Fructosa cristalina
- Jarabe de maíz
- Jarabe de maíz alto en fructosa
- Jugo de caña evaporado
- Malta
- Maltodextrina
- Maltosa
- Sacarina
- Sacarosa
- Sucralosa

Evita los alimentos transgénicos

En la actualidad existen gran cantidad de investigaciones en curso sobre los efectos que tienen los organismos modificados genéticamente (OMG) en nuestra salud y en el ambiente. Los OMG o transgénicos son plantas o animales que han sido alterados genéticamente con ADN de otros organismos vivos, incluidos bacterias, virus, plantas y animales. Las combinaciones genéticas resultantes no surgirían en la naturaleza ni serían consecuencia de la hibridación tradicional. Los alimentos transgénicos suelen diseñarse para combatir parásitos y virus que destruyen los cultivos, o para obtener cosechas con ciertas características específicas. En la década de los noventa, por ejemplo, el virus de la mancha anular diezmó casi la mitad de la siembra de papaya hawaiana. En 1998, unos científicos desarrollaron una versión gené-

---

El maíz y la soja son las dos principales cosechas transgénicas en Estados Unidos, y se estima que hay OMG presentes en casi el 80 % de los alimentos procesados. Más de sesenta países alrededor del mundo —incluidos Australia, Japón y todos los de la Unión Europea— han impuesto restricciones y prohibiciones a la producción y venta de transgénicos. Sin embargo, en Estados Unidos su producción sigue siendo aprobada por el gobierno. El problema es que la mayoría de los estudios que demuestran la seguridad de los OMG han sido realizados por las empresas que los crearon y que ahora se benefician de ellos. Gente de todo el país ha comenzado a manifestarse a favor de un mejor etiquetado de los alimentos para así tener la posibilidad de distanciarse de lo que algunos llaman «el experimento».

ticamente alterada de la papaya a la que llamaron papaya arcoíris, la cual es resistente al virus. Hoy en día, más del 70 % de las papayas que se producen en Hawái son de origen transgénico.

Existe una variedad de alimentos modificados genéticamente que la tecnología transgénica aprovecha para tratar de convencernos de sus virtudes. En toda África crece un tipo de boniato que ha sido modificado a fin de que sea resistente a un virus en particular. El arroz ha sido modificado para que tenga mayor contenido en vitaminas y hierro. Las cosechas son modificadas genéticamente para que sean más resistentes a los cambios climáticos extremos. Existen árboles frutales y de frutos secos que han sido alterados a fin de que fructifiquen años antes de lo normal. Incluso los plátanos están genéticamente modificados para producir vacunas humanas contra enfermedades como la hepatitis B. Es cierto que todo esto suena prometedor, sobre todo si consideramos los problemas de hambre y carencias que aquejan a los países en desarrollo, pero la historia no termina aquí. Si bien no todos los organismos modificados genéticamente son malos, los métodos utilizados para crear y cosechar transgénicos pueden implicar prácticas con consecuencias a largo plazo, muchas de las cuales aún no conocemos del todo.

Se ha dicho, por ejemplo, que el nuevo salmón AquAdvantage (fabricado por AquaBounty) es seguro para el consumo humano. Pero la Administración de Alimentos y Medicamentos de Estados Unidos solo ha valorado su efecto en el ambiente, no se ha realizado ningún estudio para evaluar sus efectos en los seres humanos. Sabemos que la modificación genética cambia ciertas proteínas y que las proteínas que consumimos afectan a nuestra expresión genética. Sin embargo, no hallarás ni un solo estudio sobre cómo cambia la expresión genética de las personas que consumen este pescado. De acuerdo con Jaydee Hanson, uno de las principales analistas de políticas del Centro de Seguridad Alimentaria (CFS, por sus siglas en inglés), «el modus operandi de la FDA es autorizar los estudios parciales y defectuosos de AquaBounty sin ni siquiera cuestionarlos y después afirmar que su proceso de revisión tiene fundamento científico». Hanson agrega, asimismo, que «la inadecuada evaluación de riesgos de la FDA no se corresponde con la realidad, la ciencia ni la población, las cuales llevan mucho tiempo exigiendo a la agencia que ponga la salud de los consumidores y la seguridad ambiental por encima de los intereses corporativos de la industria biotecnológica».

En una revisión exhaustiva de los OMG realizada por la organización Consumer Reports, el doctor Robert Gould, presidente del consejo administrativo de Médicos por la Responsabilidad Social, señala: «La discusión sobre si los OMG son o no un riesgo para la salud humana no puede estar respaldada por estudios que consideran un marco temporal demasiado corto para poder determinar los efectos de la exposición a lo largo de toda una vida». Gould aboga por que se realicen más estudios para evaluar los efectos de los OMG a largo plazo, sobre todo porque las investigaciones en animales demuestran que podrían estar dañando el sistema inmunológico, el hígado y los riñones. También señala que la falta de etiquetado evita que los científicos lleven un registro preciso de los efectos potenciales de los OMG en la salud.

Además de las inquietudes sobre los efectos de los transgénicos en la salud humana, uno de los aspectos más problemáticos y polémicos de los OMG tiene que ver con las prácticas actuales para el cultivo de productos transgénicos. Se acabó la época en que los granjeros arrancaban las malas hierbas del campo a mano o con máquinas. En la actualidad lo que se hace es rociar el campo con un herbicida llamado glifosato (el ingrediente activo del herbicida Roundup), aplicar mayores cantidades de este químico justo antes de la cosecha para incrementar su productividad y usarlo como desecante con el fin de preparar el suelo para la nueva cosecha. Los granjeros estadounidenses han esparcido cerca de 1,8 millones de toneladas de glifosato desde que Roundup llegó al mercado en 1974, y se han rociado 9,4 millones de toneladas de esta sustancia en los campos de cultivo de todo el mundo. Se estima que para 2017 los granjeros estadounidenses habrán aplicado la sorprendente cantidad de 1,35 millones de toneladas métricas de glifosato en sus cosechas. Eso es casi 1,5 mil millones de kilos.

A fin de proteger las cosechas, se modifican genéticamente las semillas para que sean resistentes a los efectos de los herbicidas. En el mundo agrícola se dice que estas semillas están «listas para el Roundup». El uso de semillas transgénicas listas para ser rociadas con Roundup ha permitido que los granjeros utilicen enormes cantidades de este herbicida, lo que significa que los alimentos transgénicos —y aquellos cosechados de forma convencional— están invariablemente contaminados con glifosato, el «tabaco» del siglo XXI, que causa estragos en la salud humana. Los granjeros que siembran alimentos orgánicos temen que sus campos se contaminen. El glifosato es un veneno sin igual, tóxico para todos los órganos, desde el intestino hasta el cerebro.

Muchos de los efectos adversos del glifosato se presentan en dosis muy bajas, lo que pone en cuestión la idea de que existe un umbral seguro de exposición. Se podría escribir todo un libro acerca de las políticas y los efectos biológicos del glifosato, pero por el momento señalaré las principales inquietudes relacionadas con la salud humana.

El glifosato:

- Actúa como un poderoso antibiótico: mata las bacterias intestinales que son beneficiosas para el cuerpo y, al hacerlo, altera el equilibrio saludable del microbioma.
- Imita la función de hormonas como el estrógeno y estimula la formación de tumores susceptibles a las hormonas.
- Afecta el funcionamiento de la vitamina D, uno de los componentes esenciales de la fisiología humana.
- Agota elementos clave como el hierro, el cobalto, el molibdeno y el cobre.
- Afecta a la capacidad para neutralizar toxinas.
- Perjudica la síntesis de triptófano y tirosina, aminoácidos esenciales para la producción de proteínas y neurotransmisores.

No me sorprendería en absoluto que se demostrara que la epidemia de obesidad que nos asola es consecuencia del consumo de transgénicos y del uso generalizado de glifosato, dados los efectos de esta sustancia en la salud y el microbioma intestinales. Nunca será excesivo el hincapié que se haga en la importancia de evitar alimentos que hayan estado en contacto con el glifosato, pues puede encontrarse hasta en los lugares más inesperados. Por ponerte un ejemplo: en 2015 se detectó la presencia de glifosato en la fórmula de nutrición enteral de PediaSure, el cual se utiliza en gran cantidad de hospitales de Estados Unidos para tratar a niños en cuidados intensivos con problemas de nutrición. También se usa en la industria vinícola, e incluso se ha encontrado en productos sanitarios debido a su uso en la industria algodonera.

Debemos salir y protestar contra este experimento inadmisible. Hasta que el glifosato sea prohibido, elige los productos orgánicos, los alimentos derivados de animales de pastoreo y los productos sin transgénicos.

Existe una prueba de orina para medir la presencia de glifosato, disponible en The Great Plains Laboratory, Inc., con llamada sin coste (desde Estados Unidos, Canadá y Puerto Rico) al 800-288-0383. Esta es una de las pruebas que deberías considerar hacerte (para más información, véase la p. 100).

No consumas demasiada proteína

Imagina que estás en una cena con amigos. Por la mañana los medios han difundido una noticia sobre los riesgos para la salud derivados del consumo de carne roja. La información ha corrido como la pólvora porque procede de la Facultad de Salud Pública de Harvard. Según el estudio, por cada ración adicional de carne roja no procesada que se sume a una ración aceptable (aproximadamente del tamaño de una baraja de cartas), el riesgo de muerte prematura aumenta en un 13 %.

Una ración diaria de carne roja procesada —como una salchi-cha, dos lonchas de beicon o una loncha de fiambre— incre-menta el riesgo en un 20 %. A ti te encantan los filetes, pero durante la cena uno de tus amigos, que es vegetariano, decide debatir tus gustos y la situación se vuelve un poco tensa. ¿Quién tiene razón?

Suelen hacerme muchas preguntas sobre el consumo de carne. El estudio de Harvard que acabo de mencionar no fue una investigación menor, y hasta la fecha ha sido una de las más largas y extensas que se han realizado sobre la relación entre la carne roja y la esperanza de vida. Incluyó datos de otros dos estudios de 37.000 hombres y 83.600 mujeres. El seguimiento de estos voluntarios duró en promedio 24 años, durante los cuales 23.926 de ellos murieron, 5.910 por enfer-medades cardiovasculares y 9.464 de cáncer. Los participantes entregaban información sobre su dieta cada cuatro años. En términos generales, quienes comían más carne roja exhibían mayores índices de mortalidad que los que comían menos. En el caso particular de las personas que comían una ración de carne al día o más —tanto hombres como mujeres—, el ries-go de muerte por enfermedad cardiovascular aumentaba en un 18 y 21 % y el riesgo de muerte por cáncer en un 10 y 16 %. Estos análisis introdujeron factores de riesgo de enfer-medades crónicas en la ecuación, incluidos la edad, los ante-cedentes familiares de cardiopatías y cáncer, el índice de masa corporal y la cantidad de actividad física. Los hallazgos tienen mérito, pero no lo cuentan todo. Al fin y al cabo, solo son re-laciones estadísticas.

Si el consumo de carne roja elevara el riesgo de morir pre-maturamente hasta un 21 %, quizá esa sería una razón para preferir el tofu y el tempeh por encima de los filetes y el beicon. Pero estamos hablando del riesgo relativo de comer más carne roja en lugar de menos. Nos toca a nosotros considerar el riesgo absoluto, el cual disminuye dichos porcentajes de manera considerable, a cifras de un solo dígito. El hecho de que las personas que consumen carne roja suelen tener mayores riesgos de desarrollar enfermedades que reducen la esperanza de vida no hace más que complicar un asunto ya de por sí complejo. Aunque parezca un estereotipo, los datos muestran que la gente que come demasiada carne roja también tiende a evitar el ejercicio, beber alcohol en exceso y fumar. Los investigadores trataron de compensar los efectos de los estilos de vida poco saludables en sus estudios y descubrieron que la mortalidad y el consumo de carne están relacionados, pero con tantas variables es difícil extraer cifras concretas y significativas. Y más difícil aún es aplicar dichas estadísticas a todas las personas. Los efectos de las elecciones poco saludables dependen del momento en que las tomas —tu edad, cuánto tiempo llevas con ciertos hábitos y qué factores de riesgo subyacentes tienes desde el punto de vista genético—, lo que enturbia aún más las aguas.

Una conclusión importante del estudio fue que la tasa de mortalidad más alta podría haber sido contrarrestada si el consumo de carne se hubiera limitado a menos de la mitad de una ración diaria, lo que es igual a menos de tres raciones y media por semana. ¡Gana la moderación! La carne no es necesariamente mala, sobre todo si no está procesada, y esa es justo la clave para disfrutarla: elige carne de alta calidad que no haya sido tratada con antibióticos ni alimentada con cereales transgénicos rociados de glifosato. Estoy seguro de que si se hiciera un estudio en el que se comparara a la gente que come carne convencional con la que consume carne orgánica de animales alimentados con pasto, se vería una gran diferencia en sus marcadores de salud, ¡con independencia de la cantidad de carne consumida! Además, la carne de alta calidad viene acompañada de grasas de alta calidad.

Aquí se impone aclarar otra idea errónea que oigo a menudo. Al contrario de lo que seguramente crees, seguir una dieta baja en carbohidratos no significa que tenga que ser alta en proteínas. No vas a comer carne todos los días. Mucha gente cree que necesita más de 100 gramos de proteína al día, cuando en realidad solo necesitamos aproximadamente la mitad de eso (véase la p. 86). Los vegetarianos suelen preguntarme si deberían preocuparse por no comer suficiente proteína, y yo les aseguro que, si consumen suficiente proteína procedente de verduras, legumbres, huevos, frutos secos y semillas, no tienen por qué preocuparse. Es posible que comas más proteína de la necesaria al día, pero también podrías estar comiendo demasiada. La proteína es un componente esencial de cualquier dieta, pero eso no significa que sea mejor o más saludable que otros nutrientes. La proteína adicional no ayuda a quemar más grasa, ni a desarrollar más músculo, ni a hacerte más fuerte. Si consumes demasiada proteína, estarás ingiriendo más calorías de las que tu cuerpo necesita, almacenarás más grasa y aumentará el riesgo de morir a una edad más temprana.

En 2014 se realizó un estudio multicéntrico en todo el mundo que demostró la importancia de disminuir el consumo de proteína para aumentar la longevidad. Durante los dieciocho años que duró el estudio, las personas con una mayor ingesta de proteína tenían un riesgo cuatro veces mayor de morir de cáncer y cinco veces mayor de morir de diabetes (ten en cuenta que parte de este riesgo podría atribuirse en particular al consumo excesivo de proteína animal). También descubrieron lo siguiente: el aumento del riesgo de morir de cáncer se presentó en personas de entre 50 y 65 años que consumían grandes cantidades de proteína. En personas mayores de 65 años, la tendencia se invirtió: estas personas mostraron menos riesgos de desarrollar cáncer (pero aun así tenían cinco veces más probabilidades de morir por diabetes). ¿Qué podemos concluir? El estudio determinó que los resultados sugieren que una ingesta baja de proteína durante la mediana edad, seguida de un consumo entre moderado y alto de proteína en la vejez, podría optimizar la salud y la longevidad.

Según los Centros para el Control y la Prevención de Enfermedades de Estados Unidos, solo necesitamos que el 10-35 % de las calorías que ingerimos provengan de alimentos altos en proteína; esto se traduce en 46 gramos de proteína para las mujeres y 56 gramos para los hombres. Es fácil cumplir con esta exigencia diaria si consideras lo siguiente: una ración de 85 gramos de carne tiene cerca de 21 gramos de proteína (si comieras una ración de 225 gramos, obtendrías más de 50 gramos).

Más no es mejor: necesitas menos proteína de la que crees

Una menor ingesta de carbohidratos no equivale a un mayor consumo de proteína. El plan de *Más allá de tu cerebro* requiere que consumas una cantidad limitada de proteína al día: no más de 46 gramos para las mujeres y de 56 gramos para los hombres.

Con el plan de *Más allá de tu cerebro* te deleitarás con las suculentas proteínas que comerás y no sentirás carencias. Para asegurarte de que obtienes la combinación perfecta de proteínas y de su carga de aminoácidos, tendrás que mezclar los tipos de proteína que consumes. Sin embargo, existe un alimento alto en proteínas y con todos los aminoácidos esenciales que aprenderás a amar tanto como yo: el maravilloso huevo.

ABRE LOS BRAZOS AL MARAVILLOSO HUEVO

Los huevos son esenciales en mi alimentación. Entro en pánico cuando se terminan, no cuando pienso que son un alimento alto en colesterol. Recuerda: la idea de que el colesterol dietético —como el de la grasa saturada de la carne de ternera— se convierte en colesterol en la sangre es falsa. La ciencia no ha podido establecer un vínculo real entre las grasas animales y el colesterol dietético y los niveles de colesterol en la sangre o el riesgo de enfermedades coronarias. Cuando los científicos intentan establecer una relación entre el colesterol en la sangre y el consumo de huevo, documentan una y otra vez que los niveles de colesterol en personas que consumen poco huevo son idénticos a los de quienes los consumen en gran cantidad. Más del 80 % del colesterol en la sangre es producto del hígado y, al contrario de lo que suele pensarse, se ha demostrado que el consumo de colesterol reduce la producción de colesterol del cuerpo.

Como alimento, los huevos —yema incluida— no tienen rival. Son versátiles, no son caros y son ricos en nutrientes. Os invito a que veáis mi vídeo sobre los huevos cuando tengáis un momento en www.DrPerlmutter.com. Los huevos enteros contienen todos los aminoácidos esenciales que necesitamos para sobrevivir, así como vitaminas, minerales y antioxidantes que ayudan a cuidar la vista. Además, tienen efectos más que positivos en nuestra fisiología. No solo hacen que nos sintamos satisfechos, sino que además ayudan a controlar el azúcar en la sangre y, a su vez, todo un abanico de factores de riesgo de enfermedades tan variadas como cardiopatías, cáncer y trastornos neurológicos.

Verás que en el plan recomiendo comer muchos huevos. Pienso que son perfectos para empezar el día, ya que proporcionan una combinación ideal de grasas y proteína para poner tu cuerpo a tono para el resto del día. Por favor, no les tengas miedo tampoco a las yemas «cargadas de colesterol». Pero, al igual que con otras fuentes de proteína, pon atención al comprarlos. Los mejores son los huevos que provienen de gallinas a las que se les permite deambular con libertad y alimentarse con lo que comerían en estado salvaje, como plantas e insectos, en lugar de granos procesados. Además, ¡saben mejor! Los huevos se pueden preparar de un montón de formas. Ya sea revueltos, fritos, pochés, pasados por agua o en diversos platos, son uno de los ingredientes más multifacéticos.

NO SE TRATA SOLO DE LA COMIDA

En este capítulo he señalado muchas «normas» sobre la nutrición. Sin embargo, como verás más adelante, la alimentación no es lo único importante. Nadie cambia ni mejora su salud solo por lo que come. La aplicación de las ideas de esta sección te da muchas libertades, pero hay muchos factores que debes tener en cuenta para prevenir las enfermedades neurológicas: cómo reduces el estrés en tu vida, si por la noche duermes bien, qué medicamentos tomas porque crees que los necesitas y cómo te percibes a ti mismo y a la gente que te rodea. Aquí encontrarás las estrategias y herramientas prácticas para trabajar cada área de tu estilo de vida. Ahora, pasemos a la segunda parte.

LOS PASOS BÁSICOS DEL PLAN DE *MÁS ALLÁ DE TU CEREBRO*

Han pasado quince meses desde que hice un cambio permanente en mi dieta y estilo de vida al adoptar una dieta baja en carbohidratos, sin gluten y alta en grasas. Cuando empecé pesaba 102 kilos, he bajado a 89 kilos, ¡y me encanta! Comencé despacio, eliminando azúcares, carbohidratos y gluten por completo durante treinta días. Perdí casi 1 kilo y medio por semana, incluso sin ir más a menudo al gimnasio, lo cual hacía de forma muy esporádica. Los vaqueros que antes me quedaban apretados empezaron a caérseme y tuve que lavarlos con agua hirviendo para que encogieran. Por primera vez en mucho tiempo me siento feliz al mirarme en el espejo después de ducharme. ¡Caray, a los 48 tengo mejor aspecto que cuando tenía 20 años e iba dos horas diarias al gimnasio!

PAT L.

4

Empecemos: Evalúa tus factores de riesgo, conoce tu salud y prepara tu mente

Es hora de convertir la ciencia en éxito. Hasta aquí te he proporcionado un montón de información. Has aprendido mucho sobre la biología de la salud en el siglo XXI, y es posible que algunos de estos datos contradigan lo que tú dabas por seguro. Es hora de que empieces a cambiar algunas cosas de tu vida a partir de lo que has leído, si es que aún no lo has hecho. En esta segunda parte aprenderás a remodelar tu estilo de vida y a que tu cuerpo —y tu cerebro— recuperen una salud óptima. Comenzarás a sentirte con energía, lleno de vida y sufrirás menos tus padecimientos crónicos.

Al principio, hacer cambios en el estilo de vida, aunque sean pequeños, puede parecer un poco abrumador. ¿Cómo harás para mantenerte firme y no caer en los hábitos de siempre? ¿Te quedarás con hambre? ¿Te parecerá imposible seguir este nuevo estilo de vida para siempre? ¿Se trata de un programa factible considerando el tiempo y los compromisos que tienes? ¿Llegarás al punto en que seguir estas premisas se convertirá en algo automático, casi instintivo?

Respira hondo. Pronto adquirirás más conocimientos e

inspiración que te ayudarán a mantenerte en el camino saludable el resto de tu vida. Cuanto más te ciñas a las pautas, más rápido cosecharás los resultados y más motivado te sentirás para seguir así. Ten en cuenta que este programa tiene muchos beneficios más allá de los evidentes. Puede ser que tu prioridad sea quitarte el miedo a padecer deterioro cognitivo, pero las recompensas no terminan ahí. Observarás cambios en cada aspecto de tu vida. Sentirás más confianza y aumentará tu autoestima. Te notarás más joven y con mayor control de tu vida y tu futuro. Serás capaz de sobrellevar mejor los momentos de estrés, te sentirás motivado para mantenerte activo y comprometerte con los demás y te sentirás más realizado en el trabajo y en casa. En resumen, te sentirás más productivo y satisfecho, y así será.

Tu éxito conllevará más éxitos. Una vez que tu vida mejore, esté más completa y llena de energía, no querrás regresar a tu anterior estilo de vida poco saludable. Yo sé que puedes lograrlo. Debes hacerlo, por ti y por tus seres queridos. Las recompensas son enormes.

Empecemos con un breve resumen de todo el programa.

Preludio: Evalúa tus factores de riesgo, conoce tu salud y prepara tu mente

- Evalúa tus factores de riesgo con el cuestionario de la p. 96.
- Realízate unos análisis siguiendo las directrices de la p. 99.
- Apaga el piloto automático (véase p. 104) y considera ayunar durante un día.

Paso 1: Cambia tu alimentación y la costumbre de medicarte

- Aprende a eliminar a los villanos de tu dieta (véase p. 117) y dale la bienvenida a los héroes (véase p. 123), que te ayudarán a mantener la estructura y el funcionamiento de tu cuerpo.
- Conoce cuáles son los complementos que deberías considerar añadir a tu régimen diario (véase p. 135) y cuáles son los medicamentos de los que, a ser posible, deberías deshacerte (véase p. 145).

Paso 2: Añade estrategias de apoyo

- Establece una rutina de ejercicios que puedas mantener (véase p. 155).
- Presta atención a las zonas en las que sientas dolor, sobre todo en la espalda y las rodillas (véase p. 168).
- Duerme bien (véase p. 173).
- Reduce el estrés y encuentra la calma con ayuda de cuatro estrategias sencillas (véase p. 180).
- Desintoxica tu entorno físico (véase p. 201).

Paso 3: Planifica según tus necesidades

- Ten claro cuándo debes comer (véase p. 208), dormir (véase p. 214) y hacer ejercicio (véase p. 211). Acostúmbrate a planificar tus días de manera que alcances tus metas diarias según tus tiempos y responsabilidades. Sé inflexible con tus horarios y estilo de vida.

Y ahora, vayamos al preludio, el cual te dará lo necesario para emprender el Paso 1.

EVALÚA TUS FACTORES DE RIESGO

El siguiente cuestionario te proporcionará información personal que te permitirá hacerte una idea de cuáles son tus factores de riesgo de sufrir trastornos neurológicos, los cuales pueden manifestarse como migrañas, convulsiones, trastornos de movimiento o del estado de ánimo, disfunción sexual y TDAH, así como deterioro cognitivo grave en el futuro.

Recuerda que los órganos y sistemas del organismo están interconectados. Si este cuestionario determina que tienes un riesgo alto de desarrollar enfermedades neurológicas, significa que también corres el riesgo de padecer una gama de enfermedades que no están del todo relacionadas con el cerebro.

Responde a estas preguntas con la mayor sinceridad posible (S significa «sí»; N significa «no»). Si no sabes la respuesta a una pregunta, pasa a la siguiente.

1. ¿Padeces depresión o ansiedad crónica?   S/N

2. ¿Naciste por cesárea?   S/N

3. ¿Tienes más de 10 kilos de sobrepeso?   S/N

4. ¿Has utilizado antibióticos por lo menos una
   vez en el último año?   S/N

5. ¿Evitas hacer ejercicio?   S/N

6. ¿Consumes edulcorantes artificiales por lo menos una vez por semana (como los que se encuentran en refrescos light, chicles sin azúcar y otros alimentos o productos etiquetados como «sin azúcar»)?　　S/N

7. ¿Llevas una dieta baja en grasas?　　S/N

8. ¿Te han diagnosticado trastornos del sueño o sufres insomnio?　　S/N

9. ¿Tomas de cuando en cuando algún tipo de inhibidor de la bomba de protones (Prilosec, Nexium, Prevacid) por acidez o reflujo estomacal?　　S/N

10. ¿Consumes alimentos transgénicos como maíz o soja?　　S/N

11. ¿Consideras que no manejas bien el estrés?　　S/N

12. ¿Tienes algún familiar al que le hayan diagnosticado Alzheimer o cardiopatía coronaria?　　S/N

13. ¿Tu nivel de azúcar en ayunas es de 100 mg/dl o mayor?　　S/N

14. ¿Te han diagnosticado algún trastorno autoinmune (por ejemplo, tiroiditis de Hashimoto, enfermedad de Crohn, artritis reumatoide, lupus, síndrome del intestino irritable, esclerosis múltiple, diabetes tipo 1, psoriasis o enfermedad de Graves)?　　S/N

15. ¿Tomas laxantes?   S/N

16. ¿Tomas algún antiinflamatorio no esteroideo
    (por ejemplo, ibuprofeno o naproxeno)
    por lo menos una vez a la semana?   S/N

17. ¿Tienes diabetes tipo 2?   S/N

18. ¿Eres altamente sensible a las sustancias
    químicas que suelen encontrarse en los
    productos de uso cotidiano?   S/N

19. ¿Padeces alguna alergia alimenticia o
    sensibilidad al gluten?   S/N

20. ¿Comes pan, pasta y cereales?   S/N

Si has respondido que «sí» a la mayoría de las preguntas, no te alarmes. A mayor número de respuestas afirmativas, mayor es el riesgo de desarrollar disfunciones que puedan afectar la salud. Pero no todo está perdido. El propósito de este libro es motivarte a que tomes las riendas de tu salud como nunca antes.

CONOCE TU SALUD: EXAMINA TUS VALORES SANGUÍNEOS INICIALES

Recomiendo que te realices los siguientes análisis, o tantos como puedas tan pronto como te sea posible. Puedes empezar este programa hoy mismo, mientras esperas que te den cita o los resultados, pero conocer estos datos te motivará, no solo a seguir adelante, sino también a ponerte ciertas metas para los resultados de cada prueba. Si sabes cuáles son tus debilidades fisiológicas, podrás poner atención en mejorar dichas cifras.

He incluido los niveles saludables de referencia. Ten en cuenta que los médicos convencionales no siempre están dispuestos a realizar algunas pruebas; para completarlas necesitarás buscar apoyo de un especialista en medicina funcional (para más detalles, véase www.DrPerlmutter.com).

Análisis de insulina en ayunas. En el caso de que solo te realices una prueba de la lista, procura que sea esta. Es muy importante y puede hacerla cualquier profesional de la salud. El nivel de insulina en ayunas se incrementa mucho antes de que aumente el azúcar en la sangre y ocasione diabetes, e indica que el páncreas está trabajando de forma extra para lidiar con el exceso de carbohidratos. Es una advertencia temprana bastante efectiva, pues te permite desviarte a tiempo del camino hacia la diabetes, y tiene gran relevancia para la prevención de enfermedades neurológicas. El nivel de insulina debe estar por debajo de 8 uUI/ml (lo ideal es que sea menor a 3).

Análisis de glucosa en sangre en ayunas. Esta prueba mide la cantidad de azúcar (glucosa) en la sangre tras un ayuno de por lo menos ocho horas, y es una de las herramientas más utilizadas para el diagnóstico de prediabetes y diabetes. Se considera que un nivel de glucosa normal oscila entre 70 y 100 mg/dl, pero no nos engañemos: un nivel de glucosa mayor a 100 es cualquier cosa menos normal, ya que indicaría síntomas de resistencia a la insulina y diabetes, así como mayor riesgo de enfermedades neurológicas. Lo ideal es tener un nivel de glucosa en la sangre por debajo de 95 mg/dl.

Prueba de hemoglobina glicosilada (HbA1c). A diferencia de la prueba de la glucosa en la sangre, esta prueba revela un nivel de glucosa «promedio» durante un período de 90 días, lo que proporciona un indicador mucho más completo sobre el control de azúcar en la sangre en general. En concreto, mide la cantidad de glicación a la que ha sido sometida la proteína llamada hemoglobina. La glicación, como vimos anteriormente, es el proceso por el cual el azúcar se vincula a una proteína, en este caso la hemoglobina. Es un proceso relativamente lento, pero la hemoglobina glicosilada es un indicador poderoso de riesgo de Alzheimer, así como uno de los mejores indicadores de encogimiento cerebral. Un valor de HbA1c bueno oscila entre un 4,8 y un 5,4 %. Ten en cuenta que se requiere tiempo para observar la mejora de esta cifra, por eso suele medirse cada tres o cuatro meses.

Análisis de fructosamina. Similar a la prueba de la hemoglobina (HbA1c), la de la fructosamina se utiliza para medir el nivel de azúcar en la sangre durante un período de tiempo más breve (de dos a tres semanas). Tu nivel de fructosamina debe estar entre 188 y 223 µmol/l. Es posible observar cambios positivos en esta prueba después de dos o tres semanas.

Prueba de glifosato en la orina. Como recordarás, el glifosato es el ingrediente activo del popular herbicida Roundup, ampliamente utilizado en la agricultura convencional. Por fin existe una manera de medir la cantidad de esta sustancia artificial en el cuerpo gracias a la nueva prueba de orina disponible en Great Plains Laboratory en Kansas. Puedes reservar una prueba en línea, en www.greatplainslaboratory.com, y pedirle a tu médico que llene el formulario que debes entregar junto con tu muestra. Lo ideal es que los niveles detectables de glifosato en la orina sean negativos (se miden en ug/l).

Análisis de proteína C-reactiva. Este es un indicador de inflamación en el cuerpo. Tus niveles deben estar entre 0,00 y 3,0 mg/l, aunque lo ideal es que tengas menos de 1,0 mg/l). Los niveles de esta proteína mejoran a lo largo de varios meses, pero es posible que veas cambios positivos después de un mes de haber seguido mi programa.

Prueba de homocisteína. Los niveles altos de este aminoácido producido por el cuerpo se asocian a muchas enfermedades, entre ellas la ateroesclerosis (el adelgazamiento y endurecimiento de las arterias), las cardiopatías, los derrames y la demencia. En la actualidad se considera que es altamente tóxico para el cerebro. En el *New England Journal of Medicine* se describió que tener un nivel de homocisteína de por lo menos 14 (un valor que exceden muchos de mis pacientes cuando los examino por primera vez) está asociado con un doble riesgo de padecer Alzheimer (cualquier nivel de homocisteína por encima de 10 µmol/l en la sangre se considera «elevado»). También se ha demostrado que los niveles altos de homocisteína triplican el índice de encogimiento de los telómeros (recuerda, los extremos de los cromosomas que protegen tus genes y cuya longitud es un indicador biológico de la velocidad a la que envejeces). Los niveles de homocisteína suelen ser muy fáciles de equilibrar, y deben ser iguales o menores a 8 μmol/l. Tanto la vitamina D como las grasas omega-3 pueden alargar los telómeros al incrementar la actividad de la telomerasa, la enzima encargada de la longitud de los telómeros. Son muchos los medicamentos que inhiben las vitaminas del complejo B y elevan la homocisteína (véase la lista en Resources de www.DrPerlmutter.com), pero la mayoría de la gente corrige sus niveles solo con un complemento de complejo B y ácido fólico. Por lo general, suelo pedir a mis pacientes con niveles de homocisteína bajos que consuman 50 miligramos de vitamina B_6, 800 microgramos de ácido fólico y 500 microgramos de vitamina B_{12} todos los días y que vuelvan a hacerse la prueba al cabo de unos tres meses.

Análisis de vitamina D. En la actualidad se sabe que la vitamina D es una hormona crucial para el cerebro (recuerda que en realidad no es una vitamina; en la p. 138 encontrarás más información). Un aspecto positivo e interesante es que los altos niveles de vitamina D se asocian con telómeros más largos, pero lo más probable es que tu nivel de vitamina D sea bajo (lo normal es que oscile entre 30 y 100 ng/ml, aunque lo ideal es que se aproxime a los 80 ng/ml). La mayoría de los estadounidenses tienen una fuerte deficiencia de este nutriente debido a la vida sedentaria y al uso de protector solar, y las personas que viven en latitudes altas tienen mayor riesgo de padecer esta deficiencia.

Una vez que empieces a tomar complementos puede llevar algo de tiempo que el cuerpo restablezca los niveles de vitamina D, así que comenzarás con 5.000 unidades internacionales (UI) de vitamina D una vez al día y te realizarás los análisis pasados dos meses. Si entonces tu nivel es de 50 nanogramos por mililitro (ng/ml) o menos, tomarás una dosis adicional de 5.000 UI al día y volverás a realizarte la prueba dos meses después. Lo que importa es el nivel de vitamina D que se queda en el cuerpo, no la dosis que tomes. Pídele a un profesional de la salud que te ayude a ajustar la dosis para que alcances un nivel óptimo. Una vez lo hagas, una dosis de 2.000 UI será suficiente para mantener un nivel saludable, pero no descartes comentarlo con tu médico de confianza.

Es una buena idea volver a realizarse estas pruebas de laboratorio para evaluar mejorías después de haber seguido mi programa durante un par de meses. Algunos de estos parámetros requieren más tiempo para que se noten cambios evidentes, pero si sigues el plan al pie de la letra deberías empezar a notar cambios positivos al cabo de unas cuantas semanas, y eso te motivará a seguir adelante.

Prepara tu mente

Sé muy bien que llegado a este punto tal vez estés un poco preocupado. Debido a las autoevaluaciones y los análisis que te has hecho (o que pronto te harás), es posible que creas que las cartas están en tu contra. Además, la idea de eliminar los carbohidratos añade un estrés no deseado. Pero yo estoy aquí por ti. Vamos a considerar tres aspectos para que tu mente esté preparada para seguir adelante con decisión y te convenzas de que tienes el control y puedes cambiar esas cartas para que jueguen a tu favor.

Apaga el piloto automático

Rituales, tradiciones, hábitos, rutinas..., todos los tenemos. Algunos son buenos y nos ayudan a mantenernos saludables y en forma. Pero otros nos estancan o nos llevan en la dirección contraria. ¿Te levantas con una especie de neblina mental, devoras un desayuno cargado de carbohidratos sin pensarlo demasiado, sobrevives a base de refrescos y bebidas con cafeína y muchas calorías, vuelves a casa exhausto y pensando que ojalá tuvieras algo de energía para hacer ejercicio, cenas cual autómata frente al televisor y después te dejas caer en la cama? ¿Tu vida pasa de forma tan automática que un día se transforma en otro de manera continua y monótona?

Si es así, no te sientas mal. Estás leyendo este libro para salir de la ruta habitual, de esa zona de confort que a largo plazo dejará de ser tan cómoda. Dentro de cinco o diez años no querrás mirarte en el espejo y tener 10 kilos más, sentirte fatal e ir directo hacia problemas de salud graves, si es que aún no los tienes. Supongo que hay ciertas cosas sin las cuales no puedes vivir, como tus alimentos y restaurantes favoritos, así como ciertos atajos y rutinas para cada uno de los aspectos de tu vida. Ha llegado el momento de despertar a una vida nueva.

Aprender a apagar el piloto automático es fundamental. Te ayudaré a hacerlo con las estrategias de este libro. En cuanto empieces a 1) cambiar de dieta y suprimir medicamentos, 2) añadir estrategias de apoyo y 3) planificar según tus necesidades, empezarás a desactivar el piloto automático y te encaminarás hacia una vida mucho más gratificante y llena de energía. Y una vez que actives ciertos interruptores de tu cuerpo al lanzarte de lleno al programa con un ayuno y eliminando por completo los carbohidratos, el piloto se apagará de forma automática.

Empieza con un ayuno

Si alguna vez has estado a dieta, es probable que en algún momento te dijeran que tenías que realizar cinco o seis comidas pequeñas y saludables a lo largo del día para mantener activo tu metabolismo. Te hicieron creer que comer de esta manera favorece la quema de calorías y que cualquier sensación de hambre activa una alarma en el cuerpo para que empiece a almacenar grasa y reducir el metabolismo.

En términos de avances tecnológicos, hemos llegado muy lejos, pero desde el punto de vista evolutivo, nuestro ADN no es muy diferente del de nuestros ancestros cazadores-recolectores. Al contrario de lo que nos han enseñado, nuestros ancestros no comían seis veces al día; para ellos había comilonas o hambrunas, y tenían que ser capaces de aguantar largos períodos sin alimento.

Platón tenía razón cuando dijo: «Ayuno para mejorar mi eficiencia física y mental». Así como Mark Twain cuando afirmó que «un poco de ayuno puede hacer mucho más por el hombre enfermo promedio que las mejores medicinas y los mejores doctores». Son muchas las religiones que fomentan la práctica espiritual del ayuno, como el Ramadán de los musulmanes, el Yom Kippur de los judíos y una variedad de prácticas de ayuno milenarias en el cristianismo, el budismo, el hinduismo y el taoísmo. A pesar de que hay muchos tipos de ayuno, en general todos tienen algo en común: exigen una abstinencia o disminución voluntaria en el consumo de alimentos, bebidas o ambos durante cierto tiempo.

El ayuno es una manera de reiniciar físicamente el metabolismo, fomentar la pérdida de peso e incluso aumentar la claridad y percepción mental. Esto último tiene sentido desde el punto de vista evolutivo. Cuando había escasez de alimentos, nuestros antepasados tenían que pensar rápido y de manera inteligente para encontrar su siguiente comida. La evidencia científica de los beneficios que aporta el ayuno no hace más que crecer. Durante la primera mitad del siglo xx, los médicos empezaron a recomendarlo como parte del tratamiento de diversos trastornos, como la diabetes, la obesidad y la epilepsia. En la actualidad, un número impresionante de investigaciones demuestran que el ayuno intermitente (en el que se incluyen desde ayunos de temporada, hasta el simple hecho de saltarte una comida o dos un par de días a la semana) puede aumentar la longevidad y retrasar la manifestación de enfermedades que suelen acortar la vida, como la demencia y el cáncer. Y, a pesar de que la sabiduría popular dice que el ayuno frena el metabolismo y obliga al cuerpo a aferrarse a la grasa en cuanto este percibe que se avecina un período de inanición, el ayuno aporta diversos beneficios al cuerpo que pueden acelerar y potenciar la pérdida de peso.

En general, la alimentación diaria suministra glucosa al cerebro como combustible. Entre comidas, el cerebro recibe un torrente constante de glucosa hecha de glucógeno, el cual se almacena principalmente en el hígado y los músculos. Sin embargo, las reservas de glucógeno solo proporcionan una cantidad limitada de glucógeno, y, una vez agotadas, el metabolismo cambia y creamos moléculas de glucosa nuevas a partir de los aminoácidos que provienen de la proteína que se encuentra sobre todo en el músculo. La ventaja de esto es que obtenemos más glucosa; la desventaja, que la conseguimos a costa de nuestros músculos, y la atrofia muscular no es algo bueno.

Por suerte, nuestra fisiología nos ofrece más de un camino para alimentar al cerebro. Cuando las fuentes de energía rápida como la glucosa no bastan para satisfacer las demandas de combustible del cuerpo, el hígado comienza a utilizar la grasa corporal a fin de crear cetonas, que son las moléculas especializadas que describí en la primera parte. Una cetona en particular adquiere un papel protagonista: el betahidroxibutirato (beta-HBA). El beta-HBA funciona como fuente de combustible alternativa para el cerebro y permite mantener las funciones cognitivas durante largos períodos de escasez de alimentos. Además, ayuda a reducir la dependencia de la glucogénesis y, por tanto, a preservar la masa muscular. La glucogénesis es el proceso por medio del cual el cuerpo crea glucosa, convirtiendo fuentes distintas a los carbohidratos —como los aminoácidos de los músculos— en glucosa. Evitar el deterioro de la masa muscular y utilizar las reservas de grasa como combustible con ayuda de cetonas como el beta-HBA es algo bueno, y el ayuno es una forma de lograr este objetivo.

El ayuno también activa la defensa de Nrf2, de la que hablé en el capítulo 2, lo que favorece la desintoxicación, reduce la inflamación y aumenta la producción de los antioxidantes que protegen el cerebro.

Además de todos los beneficios del ayuno que acabo de describir, quizá uno de los mejores resultados de esta práctica, en especial durante el período previo a este programa, es que te ayuda a prepararte mentalmente para seguir el protocolo de alimentación. Si te preocupa cómo será eliminar de forma drástica el consumo de carbohidratos de la noche a la mañana, no se me ocurre mejor manera de preparar tu mente —y tu cuerpo— para alcanzar dicha meta que ayunar durante 24 horas antes de iniciar el programa. También recomiendo que, con independencia de tu historial clínico o tu estado de salud, antes de realizar cualquier tipo de ayuno realices primero una revisión con tu médico. Si tomas algún medicamento, por ejemplo, debes preguntarle cómo continuar con ello mientras estés en ayunas.

Así que, salvo que padezcas un problema de salud que te impida ayunar, trata de realizar alguno de los siguientes tipos de ayuno:

Ayuna un día completo. Antes de empezar mi plan de comidas de 14 días (véase p. 248), establece las bases mentales y físicas del programa bebiendo solo agua filtrada durante 24 horas como preludio a la primera comida. Hay mucha gente a la que le resulta más fácil ayunar en sábado (después de haber comido por última vez el viernes por la noche) y empezar el programa de dieta el domingo por la mañana. Un ayuno de 24 horas también es una forma excelente de retomar el rumbo de este nuevo estilo de vida en caso de que descarriles.

Sáltate el desayuno de cuando en cuando. El cuerpo despierta en un estado leve de cetosis. Si te saltas el desayuno, mantendrás dicho estado unas pocas horas antes de hacer la primera comida a mediodía. Intenta saltarte el desayuno una o dos veces por semana. Durante el plan de comidas de 14 días te pediré que lo hagas. Si los días en que lo tengo proyectado no te vienen bien, elige otros que se ajusten a tus necesidades.

Ayuna tres días completos. Cuatro veces al año haz un ayuno de tres días en que solo bebas agua filtrada. Como imaginarás, este tipo de ayuno es más intenso, así que asegúrate de haber hecho el de 24 horas varias veces antes de intentar este. Ayunar durante los cambios de estación (es decir, en las últimas semanas de septiembre, diciembre, marzo y junio) es una práctica excelente.

Elimina los carbohidratos de golpe

Muy bien, ya casi estás a punto para el Paso 1. Sé lo que estás pensando. La idea de eliminar los carbohidratos de golpe es aterradora. Antes de darte unos cuantos consejos, me gustaría que leyeras la historia de Jen Z.:

> Me llamo Jen. Tengo 54 años, y he estado viéndomelas con varias enfermedades de índole cuestionable durante bastantes años. Padecía sobrepeso (no conseguía perder peso de ninguna manera), así como fatiga crónica, tenía dificultades para concentrarme y desarrollé un trastorno autoinmune llamado vitíligo en el que la piel ya no produce pigmento. Después de un par de años, me diagnosticaron melanoma metastásico y me sometí a cirugía, así como a inmunoterapia y radiación muy agresivas. El tratamiento para el cáncer me provocó daños en los nervios y la piel, además de falta de energía, artritis y dolores articulares tan fuertes que apenas podía caminar. Mi capacidad neuronal era la de un guisante.

No conseguía recordar cosas que había sabido desde siempre ni podía concentrarme en nada.

Después de haber investigado mucho para averiguar cuánto duraría esta situación, llegué a la conclusión de que en adelante mi vida sería así y tendría que aprender a lidiar con ello. Me encanta montar a caballo y esto me dejó con la sensación de que se me arrebataba todo aquello por lo que me había esforzado.

Entonces un día, hace siete meses, un amigo me pasó un artículo sobre un médico al que le habían diagnosticado cáncer de cerebro en fase 4. En su lucha por sobrevivir, descubrió el estilo de vida bajo en carbohidratos. Digo estilo de vida porque no se trata de una dieta que puedas hacer y dejar sin control, sino de una nueva forma de vivir. Yo me hallaba en un punto en el que buscaba la forma de recuperar un poco de salud sin tener que someterme a tratamientos para el cáncer, así que pensé en intentarlo. La versión con cáncer de este nuevo estilo de vida es bastante extrema, pero ha valido tanto la pena... Las primeras dos semanas fueron muy duras debido a los antojos y a que mi cuerpo estaba ajustándose al cambio de dieta, pero yo notaba que algo bueno estaba pasando y me sentía bien. ¡Eliminé todo de golpe! Cuatro semanas después dejé de sentir el dolor de la artritis, desapareció la inflamación de las articulaciones y empecé a perder peso sin hacer nada más que comer de otra manera. Ahora, después de siete meses, ¡he sido muy fiel al programa! Solo en un par de ocasiones he comido algo que no debía, pero no fueron más que unos mordiscos. No hace falta ser un genio para darse cuenta de que no eran elecciones saludables.

En fin, ahora me siento mucho mejor que en los últimos veinte años o más. Mi cerebro funciona mejor que antes, los nervios destruidos por la radiación se han regenerado, el trastorno de la piel ha empezado a mejorar en lugar de empeorar (como me habían dicho en un principio), me noto llena de energía y de nuevo estoy entrenando caballos. Lo mejor de todo es que ya llevo tres años sin cáncer, peso casi lo que debería y me siento genial. Seré la primera en decir que no fue fácil empezar, pero una vez que sabes cómo hacerlo (sobre todo dada la cantidad de etiquetas que hay que leer), cada día resulta más sencillo.

La mayoría de la gente no debería tener problemas para eliminar los carbohidratos de golpe. Sin embargo, si los carbohidratos son una parte realmente importante de tu alimentación puede ser difícil. En el caso de que durante los primeros días del programa experimentes cambios de humor, bajos niveles de energía y antojos intensos, ten paciencia. Estos efectos son temporales y desaparecerán al cabo de la primera semana. Se te aclarará la mente, tus niveles de energía se elevarán y tomarás conciencia de lo importante que ha sido esta decisión. Ya no querrás volver a tu vida anterior. He aquí algunas ideas adicionales que deberás tener en cuenta para deshacerte de esos carbohidratos adictivos.

Aprovecha la motivación. El azúcar y las drogas tienen mucho en común. El antojo de consumir ambos tipos de sustancias sigue el mismo patrón neuroquímico, de ahí que eliminar las drogas o el azúcar en forma de carbohidratos procesados conlleve efectos de abstinencia no deseados (aunque abstenerse del azúcar es más fácil que de las drogas). Como ya dije, hay mucha gente a la que no le cuesta deshacerse de los carbohidratos, pero es posible que experimentes una «sed» temporal de azúcar, mal humor, dolores de cabeza, falta de energía y quizá algún otro dolor o malestar. Es normal. Una vez que te des cuenta de que dicha inquietud es un efecto secundario natural de la abstinencia de sustancias adictivas, podrás usar dicho conocimiento para mantener a raya tus miedos y frustraciones y convertirlos en una fuente de motivación y resolución. Recuerda que estos efectos son temporales y no duran mucho. Cuando no te sientas bien y desees comer algún alimento rico en carbohidratos, convéncete de no comerlo. No dejes que los carbohidratos te controlen como una droga. Piensa en lo bien que te sentirás cuando los hayas expulsado de tu dieta.

Encuentra alternativas. Seamos honestos. Pasar de una dieta rica en carbohidratos a una dieta sin carbohidratos de la noche a la mañana es un cambio de vida importante. Reconócelo. Acepta que cuesta tiempo acostumbrarse a esta manera de comer, y no hay nada malo en eso. Durante los primeros días de tu transición, ármate de suministros para contraatacar los antojos y trata de tener siempre a mano tentempiés de calidad, como frutos secos, mantequilla de nueces, cecina, quesos sabrosos, huevos duros y crudités de verduras con una deliciosa salsa para mojar (en la p. 245 encontrarás más ideas). No te preocupes por contar las calorías ni por si estás comiendo demasiados tentempiés. Solo hazlo para poder superar la transición, y te prometo que te sentirás más sano, más feliz y mucho más ligero, y los antojos desaparecerán al poco tiempo.

Evita las tentaciones. Despídete de algunos de tus restaurantes. Lo más difícil de esta transición es el inicio. No te sabotees ni lo hagas más difícil siendo condescendiente con los restaurantes y puestos de comida donde sabes que podrías caer en la tentación y pasarás un mal rato tratando de encontrar algo de comer que cumpla con este estilo de vida. Encamínate hacia el éxito desde un principio evitando las tentaciones innecesarias. Siempre dentro de una lógica, por supuesto. Tienes compromisos que cumplir y lugares a los que ir, incluidos eventos en la escuela de tus hijos, en el trabajo y en otros ámbitos de tu entorno social y personal. La vida gira alrededor de ti, así que tenlo en cuenta. Decídete a empezar cuando tengas la certeza de que podrás lograrlo. Si sabes que el viernes tendrás un desayuno de trabajo en que habrá un bufet lleno de cruasanes, donuts y galletitas, planifica empezar el sábado. Durante el plan de comidas de 14 días te llevarás el almuerzo al trabajo, así tendrás el control y no te verás en la tesitura de decidir entre la menos mala de las opciones poco saludables.

Acepta el reto. Comprométete hoy a adoptar el estilo de vida bajo en carbohidratos para siempre. Seguramente sea lo mejor que puedes hacer por tu salud. Sin embargo, los beneficios no durarán si retomas los viejos hábitos. Si descarrilas, tu cuerpo también lo hará; regresará a su estado anterior al cabo de dos meses (aproximadamente el mismo tiempo que tarda un cuerpo en buena condición física en perder la forma). Así que, antes de dar el primer paso, pregúntate por qué quieres cambiar. Sé honesto y escribe las razones. Después hazte una selfie, el «antes» de tu futuro yo. Marca en el calendario el día en que has decidido empezar. Ese es el día en que aceptarás el reto, consciente de que adquirirás un compromiso real con tu salud. Esta no es una dieta a corto plazo. Es un cambio de vida absoluto. Y tu cuerpo y tu futuro lo agradecerán.

Cree en ti aunque otros no lo hagan. En el camino encontrarás a gente que apoyará tu nuevo estilo de vida y a otra que intentará sabotearlo. Algunas personas expresarán curiosidad ante tus nuevas elecciones dietéticas y otras se burlarán o te dirán que estás mal informado, que es una tontería o una locura total. Es posible que así pase entre tus amigos y familiares. Prepárate para hacer frente a estos encuentros desafiantes y a menudo incómodos. Cuando rechaces la tarta de manzana casera de tu prima en una cena familiar, junto con la mayor parte de lo que hay en la mesa, ten claro lo que vas a decir: «He empezado a seguir una dieta y me siento demasiado bien para desviarme; por desgracia, algunos de estos ingredientes no están permitidos. ¿Os gustaría saber algo más al respecto?». El diálogo y la información llevan a la comprensión. No te dejes desanimar por las personas que se muestren escépticas. Quizá les sorprenda ver que rechazas una porción de pizza o comer un sándwich con ellos en el desayuno, pero mantente convencido y firme en tu decisión. Tu objetivo es ser la versión más saludable de ti mismo. La gente siempre va a juzgarte. Te aseguro que una vez que te acostumbres a repeler a tus detractores y a explicar el porqué de tu decisión, habrá otros que empezarán a seguir tus pasos.

Recuerda que es buena idea consultar a tu médico de confianza antes de iniciar este nuevo programa, sobre todo si tienes problemas de salud para los que tomas algún medicamento. Esto es importante si decides ayunar durante 24 horas al inicio.

Conforme adoptes este nuevo estilo de vida, irás logrando los siguientes objetivos:

- Incorporar una nueva forma de nutrir tu cuerpo, incluidos el microbioma y el cerebro, a través de lo que comes.
- Fortalecer la estructura y el funcionamiento del organismo gracias a la combinación correcta de complementos y probióticos.
- Añadir estrategias complementarias al plan priorizando hacer más ejercicio, dormir bien, poner más atención al cuidado emocional y personal y limpiar el entorno que te rodea.

Ya conoces las normas y los objetivos. Y cuentas con la información que los sustenta. Estás preparado, así que vayamos al Paso 1.

5

Paso 1: Cambia tu alimentación y la costumbre de medicarte

¿Qué se permite exactamente en esta dieta? El plan alimenticio y las recetas de la tercera parte te ayudarán a seguir el programa, pero te daré una lista para que te sirva de guía en el momento de hacer las compras y planificar las comidas. También te llevaré de la mano para que elijas los mejores complementos alimenticios y evites, en la medida de lo posible, algunos medicamentos.

EL SÍ/NO DE LA LIMPIEZA DE LA DESPENSA

El plan de *Más allá de tu cerebro* requiere que tu plato principal esté colmado de verduras (que se cultiven encima de la tierra) y frutas llenas de fibra, nutrientes y color, y que las acompañes con una proteína. No me cansaré de repetir que una dieta baja en carbohidratos no implica comer grandes cantidades de carne y de otras proteínas. Al contrario, un plato bajo en carbohidratos consiste en una ración generosa de verduras (tres cuartas partes del plato) y unos 100 gramos de proteína (no más de 230 gramos de proteína total al día). Obtendrás las grasas de la grasa natural de las proteínas, de los ingredientes que utilices para preparar los alimentos —como la mantequilla y el aceite de oliva— y de los frutos secos y las semillas. Lo maravilloso de esta dieta es que no tienes que preocuparte por medir las raciones. Si sigues esta guía, tu sistema natural de control del apetito se ajustará, y comerás la ración adecuada para tu tipo de cuerpo y tus necesidades energéticas.

Los villanos («NO»)

Mientras te preparas para esta nueva forma de comer, una de las primeras cosas que debes hacer es eliminar aquello que ya no vayas a consumir. Empieza por deshacerte de lo siguiente:

Todas las fuentes de gluten, incluidos panes, pastas, pasteles, cereales y productos de horno integrales y multicereales. Los siguientes alimentos también pueden contener gluten y debes eliminarlos de la cocina (revisa las etiquetas para asegurarte de que otros productos no los contengan):

- Aderezos de ensalada
- Albóndigas/pastel de carne
- Alimentos empanados
- Alubias cocidas (en lata)
- *Avena sativa* (un tipo de avena)
- Barras energéticas (a menos que no contengan gluten)
- Batido de chocolate (industrial)

- Bebidas alcohólicas con saborizantes
- Bebidas calientes instantáneas
- Bulgur
- Cafés y tés con saborizantes
- Caldos (industriales)
- Cebada
- Centeno
- Cereales
- Cerveza
- Cerveza de raíz
- Ciclodextrina
- Cóctel de frutos secos
- Colorante artificial color caramelo (suele prepararse con cebada)
- Cuscús
- Crema para café no láctea
- Dextrina
- Espelta
- Extracto de cereales fermentados
- Extracto de fitoesfingosina
- Extracto de levadura
- Extracto de malta hidrolizada
- Féculas modificadas
- Fiambres
- Frutos secos tostados
- Germen de trigo
- Hamburguesas vegetarianas
- Harina de trigo
- Helado
- Hidrolisato

- Hojuelas de avena (a menos que no contengan gluten)
- Jarabe de arroz
- Kamut
- Kétchup
- Malta/saborizantes de malta
- Maltodextrina
- Marinados
- Matzá
- Mayonesa (a menos que no contenga gluten)
- Obleas
- Patatas fritas congeladas (suelen espolvorearlas con harina antes de congelarlas)
- Proteína de soja
- Proteína vegetal (hidrolizada y/o texturizada)
- Quesos azules
- Quesos procesados
- Rellenos de fruta y pudines
- Saborizantes naturales
- Salchichas
- Salsa de carne
- Salsa de soja y teriyaki
- Salsas industriales
- Salvado de avena (a menos que no contenga gluten)
- Seitán
- Sémola
- Sopas
- Surimi y carnes de imitación
- Sustitutos del huevo
- Tabulé
- Tempura de verduras

- Trigo
- Triticale
- *Triticum aestivum* (trigo pan)
- *Triticum vulgare* (trigo harinero)
- Vinagre de malta
- Vodka

Ten sumo cuidado con los alimentos en cuyas etiquetas ponga «libre de gluten», «sin gluten» o «certificado libre de gluten». A pesar de que la FDA de Estados Unidos emitió una regulación en agosto de 2013 para definir el término «gluten» en el etiquetado de los alimentos (en los productos que tengan la etiqueta «sin gluten», el gluten presente debe ser menor a 20 partes por millón), es responsabilidad de las empresas atenerse a esta regulación y responsabilizarse del uso honrado de esas etiquetas. Algunos de los alimentos que mencionamos arriba, como las barras energéticas y la mayonesa, tienen certificación libre de gluten, y hay marcas de muy buena calidad. Aun así, no dejes de hacer la tarea. Por ejemplo, una barra energética libre de gluten puede contener un montón de azúcares y de ingredientes artificiales que quieres evitar. El hecho de que un alimento lleve las etiquetas «libre de gluten» u «orgánico» no garantiza que cumpla los requisitos de este programa, y esos productos pueden arruinar tus intentos por seguir este estilo de vida.

Muchos alimentos que se comercializan como «sin gluten» jamás han contenido gluten (como el agua, las frutas, las verduras o los huevos). El concepto «sin gluten» no implica que la fruta sea orgánica, baja en calorías o saludable. De hecho, muchas empresas usan esta terminología en productos en los que el gluten ha sido reemplazado por otro ingrediente, como fécula de maíz, harina de maíz, fécula de arroz, fécula de patata o fécula de tapioca; cualquiera de esas féculas procesadas es igual de dañina, pues pueden causar inflamación y alergias.

Todos los tipos de carbohidratos procesados, azúcares y féculas:

- Agave
- Alimentos azucarados
- Azúcar (blanco y moreno)
- Barras energéticas
- Bebidas deportivas
- Caramelos
- Donuts
- Frituras
- Fruta deshidratada
- Galletas
- Galletas saladas
- Hojaldres
- Jarabe de arce
- Jarabe de maíz
- Masa para pizza
- Mermeladas/jaleas/conservas
- Miel
- Muffins
- Pasteles
- Patatas chips
- Refrescos/bebidas carbonatadas

- Yogur helado o en sorbete
- Zumos

Casi todos los vegetales ricos en almidón y las raíces:

- Boniato
- Guisantes
- Maíz
- Ñame
- Patata
- Remolacha

Alimentos etiquetados como «sin grasa» o «bajos en grasa». Salvo que de verdad sean bajos en grasa o sin grasa, y cumplan los requisitos del programa, como el agua, la mostaza y el vinagre balsámico.

Margarinas, mantecas vegetales, grasas trans (aceites hidrogenados y parcialmente hidrogenados), cualquier aceite de cocina comercial (de soja, de maíz, de algodón, de canola, de cacahuete, de cártamo, de semilla de uva, de girasol, de arroz y de germinados de trigo). Da igual que sean orgánicos. Mucha gente cree que los aceites vegetales se hacen con vegetales. No es el caso. El término es muy confuso, una reliquia de la época en que la industria alimentaria necesitaba distinguir estas grasas de las grasas animales. Estos aceites provienen de cereales como el maíz, de semillas o de otras plantas como la soja. Y han sido muy refinados y alterados químicamente. La mayoría de los estadounidenses consumen estos aceites, los cuales tienen alto contenido de grasas omega-6 proinflamatorias, lo contrario de grasas omega-3 desinflamatorias. No los consumas.

Sojas no fermentadas (por ejemplo, tofu o leche de soja) y alimentos procesados hechos con soja. Busca «proteína aislada de soja» en la lista de ingredientes de los envases; evita el queso de soja, hamburguesas, nuggets y salchichas de soja, el helado de soja, el yogur de soja, etc. Nota: Aunque algunas salsas de soja producidas naturalmente son técnicamente «sin gluten», muchas marcas comerciales presentan rastros de gluten. Si necesitas usar salsa de soja, opta por salsa de soja Tamari, hecha 100 % de granos de soja y no fermentada en trigo.

Los héroes («SÍ»)

Primero lo primero: recuerda elegir siempre que sea posible alimentos orgánicos en vez de transgénicos, lo que evitará que consumas el terrible glifosato, que además engorda. Compra carnes sin antibióticos, alimentadas con pasto y 100 % orgánicas. Esto es clave, pues «alimentada con pasto» no equivale necesariamente a «orgánico». Cuando compres carne alimentada con pasto, fíjate en que tenga certificación orgánica. Si compras carne de ave, busca el mismo sello, el cual implica que esas aves fueron criadas en la libertad de comer varios tipos de pasto, plantas e insectos y lo que pudieron encontrar para añadir a su alimentación. Cuando compres pescado, búscalo salvaje, pues por lo regular tienen menos toxinas que los de piscifactoría.

Ten cuidado con el término «natural». La Administración de Alimentos y Medicamentos de Estados Unidos no acaba de definirlo, y por lo regular se asigna a alimentos que no contienen colorantes, saborizantes artificiales o sustancias tóxicas. Sin embargo, ten en cuenta que «natural» no es lo mismo que «orgánico», y no significa necesariamente que el alimento en cuestión sea saludable, pues podría contener mucho azúcar, por ejemplo. Cuando veas esa palabra en las etiquetas, no dudes en revisar la lista de ingredientes.

Verduras
- Acelgas
- Ajo
- Alcachofa
- Apio
- Berros
- Berza
- Brócoli
- Brotes de alfalfa
- Castaña de agua china
- Cebolleta
- Cebollas
- Champiñones
- Col
- Col china
- Coles de Bruselas
- Coliflor
- Chalotes
- Espárragos
- Espinacas

- Habas
- Hinojo
- Jengibre
- Jícama
- Judías verdes
- Kale
- Nabo
- Perejil
- Puerro
- Rábanos
- Verduras de hoja verde y lechugas

Frutos bajos en azúcar
- Aguacate
- Berenjena
- Calabacín
- Calabaza
- Lima
- Limón
- Pepino
- Pimiento
- Tomate

Alimentos fermentados
- Carne, pescado y huevos fermentados
- Chucrut
- Frutas y verduras encurtidas
- Kéfir
- Kimchi
- Yogur con cultivo vivo

Grasas saludables

- Aceite de aguacate
- Aceite de sésamo
- Aceite de coco (véase la nota a continuación)
- Aceite de oliva virgen extra
- Aceite de triglicéridos de cadena media (MCT, por sus siglas en inglés; usualmente derivado de aceites de coco y de palmiste)
- Aceitunas
- Coco
- Ghee
- Leche de almendras
- Mantequilla de animales alimentados con pasto
- Frutos secos y mantequillas de frutos secos
- Quesos (excepto los azules)
- Semillas (linaza, de girasol, de calabaza, sésamo, chía, etc.)

Una nota acerca del aceite de coco: es un supercombustible para el cerebro que también reduce la inflamación. En la literatura científica se indica que ayuda a prevenir y tratar trastornos neurodegenerativos. Para cocinar a temperaturas altas, usa aceite de coco en vez de aceite de oliva. (Si no quieres usarlo para cocinar, puedes comer una o dos cucharadas como complemento alimenticio; véase p. 137.) El aceite de coco es una excelente fuente de triglicéridos de cadena media (MCT) y de ácidos grasos saturados. También puedes ponerle un poco al café o al té.

Proteínas
- Animales de caza
- Carne de ganado, cerdo y aves de corral alimentados con pasto (buey, cordero, búfalo, pollo, pavo, pato, avestruz, ternera)
- Huevos enteros
- Mariscos y moluscos (camarón, cangrejo, langosta, mejillones, almejas, ostras)
- Pescados salvajes (salmón, bacalao, dorada, mero, arenque, trucha, sardinas)

Hierbas, aderezos y condimentos
- Condimentos fermentados (mayonesa, mostaza, rábano picante, salsa picante, pepinillos, guacamole, aderezos de ensalada y chutney de frutas, todo ello con fermento lácteo)
- Mostaza
- Rábano picante
- Salsas, si no tienen gluten, trigo, soja ni azúcar
- Tapenade

Nota: La crema agria es técnicamente un fermento de leche, pero pierde su poder probiótico durante los procesos de producción, así que busca marcas en cuya etiqueta se indique que «contiene cultivos vivos».

Otros alimentos que pueden consumirse ocasionalmente (en cantidades pequeñas; una vez al día o, preferiblemente, dos veces por semana)
- Cereales sin gluten:

- Alforfón
- Arroz (blanco, integral, salvaje)
- Mijo
- Quinúa
- Sorgo
- Teff
- Chirivías
- Leche de vaca y crema de leche (poco, en recetas y en el té o el café)
- Legumbres (alubias, lentejas, guisantes). Si los garbanzos son orgánicos, puedes comer en mayor cantidad, así como el humus. Cuidado con el humus comercial cargado de aditivos y de ingredientes inorgánicos. El humus clásico solo lleva garbanzo, tahini, aceite de oliva, zumo de limón, ajo, sal y pimienta.
- Zanahorias

Una nota sobre las avenas: asegúrate de que la avena que compres realmente no tiene gluten, pues algunas proceden de plantas o fábricas donde también se procesan productos de trigo, lo que provoca contaminación cruzada. Por lo regular recomiendo limitar el consumo de cereales libres de gluten porque cuando se procesan para el consumo humano (en el momento de triturar la avena o preparar el arroz para su empaquetamiento) su estructura física puede cambiar e incrementar el riesgo de sufrir reacciones inflamatorias.

Edulcorantes: estevia natural y chocolate (con al menos un 70 % de cacao).

Fruta dulce entera: los frutos rojos son los mejores. Moderación con las frutas muy dulces, como el albaricoque, el mango, el melón, la papaya, la ciruela (o ciruela pasa) y la piña.

Revisa las etiquetas

El sello de certificación orgánica del Departamento de Agricultura de Estados Unidos implica que el producto fue manufacturado sin pesticidas, organismos modificados genéticamente (OMG) ni fertilizantes a base de petróleo. Cuando se trata de carnes orgánicas y productos derivados de la leche, ese sello también significa que los animales de los que provienen eran orgánicos, alimentados con pasto, no tratados con antibióticos ni hormonas y de libre pastoreo. Si el producto se hizo con ingredientes 100 % orgánicos, puede tener la etiqueta «100 % orgánico». Si solo pone «orgánico», significa que por lo menos el 95 % de los ingredientes son orgánicos. «Hecho con productos orgánicos» quiere decir que el producto contiene por lo menos un 70 % de ingredientes orgánicos y tiene restricciones en el 30 % restante, incluida la ausencia de OMG.

«Orgánico», al igual que «natural», no significa saludable. Mucha comida basura orgánica llena los estantes del supermercado, como dulces y bollería que son cualquier cosa menos saludables. Si tienes dudas, examina la lista de ingredientes. Es la mejor forma de asegurarse.

Una nota sobre la compra de frutas y verduras: no hay nada más frustrante que gastar en productos frescos que empezarán a estropearse en cuanto llegues a casa. Compra las frutas y verduras frescas que necesitarás en los próximos días según el plan de comidas y tus necesidades. Las frutas y verduras congeladas son buenas siempre y cuando sean orgánicas y no contengan OMG. Aquí van algunos consejos:

- Evita frutas y verduras dañadas, golpeadas y descoloridas. Pregunta a un encargado qué es lo más fresco y cuáles son los productos locales. Si compras productos frescos, da prioridad a los de temporada. Si tienes antojo de frutas del bosque, pero las frescas las han exportado, compra congeladas orgánicas, pues se cultivaron y congelaron cuando estaban en su punto exacto de madurez, lo que permite que conserven los nutrientes.
- Más brillante es mejor. Cuanto más brillantes sean los colores, más nutrientes tendrá. Cuando encuentres el producto con variedad de colores, como los pimientos o las cebollas, elige un poco de todo. Colores distintos corresponden a nutrientes distintos.
- Cultivos en los que hay riesgo de que sean transgénicos: la papaya, el calabacín y la calabaza amarilla a menudo son alimentos modificados genéticamente. Comprueba el certificado de no OMG antes de comprarlos.

¿Y de beber?

La bebida que siempre debes tener a mano es agua filtrada, sin sustancias químicas que puedan dañar el microbioma. Compra un filtro de agua tanto para el agua para cocinar como para la de beber. Hay gran variedad de tecnologías disponibles, desde jarras que llenas de forma manual, hasta aparatos que instalas debajo del fregadero o unidades diseñadas para purificar el agua desde su origen. Yo prefiero los sistemas que utilizan ósmosis inversa y filtros de carbono, así que si puedes intenta conseguir uno de esos. Elige el sistema que mejor se adecue a tus necesidades y a tu presupuesto, pero asegúrate de que el filtro retenga el flúor, el cloro y otros potenciales contaminantes. Es importante que, sea cual sea el filtro, sigas las instrucciones del fabricante para mantenerlo en óptimas condiciones. Los contaminantes se acumulan y pueden ocasionar que el filtro pierda efectividad y no retenga todas las partículas dañinas del agua.

Otras bebidas permitidas son el café, el té y el vino (preferiblemente tinto) con moderación. Estas bebidas contienen componentes que favorecen la salud intestinal y cerebral. Pero no te excedas. Si tomas vino, ten en cuenta que no debes tomar más de una copa al día si eres mujer y dos si eres hombre. El café y el té contienen cafeína, la cual altera el sueño (a menos que optes por versiones descafeinadas). Además del té verde, que tiene componentes que desencadenan la producción de la Nrf2 de la que hablamos antes, te recomiendo que pruebes el té kombucha. Es un tipo de té verde o negro fermentado que se toma desde hace siglos. Es un poco burbujeante, a menudo se sirve frío y se cree que ayuda a aumentar la energía y a perder peso.

Crea y cuida tu colección de hierbas y especias

No hay mejor forma de mejorar las comidas que con un toque de especias o de hierbas frescas. Es la manera de transformar un plato sin gracia en uno estupendo. Algunas especias son muy caras, pero no hace falta gastar una fortuna de golpe para tener un especiero digno de una revista gourmet. Agrándalo poco a poco. Aquí encontrarás una lista de ingredientes para que empieces la colección y experimentes en las recetas. Elige hierbas orgánicas frescas y hierbas y especias no irradiadas siempre que sea posible. Puedes empezar comprando 30 gramos de cada hierba y especia que quieras probar. Guarda los productos secos en sus contenedores originales o pásalos a frascos de cristal que puedas etiquetar. Mete los productos frescos en el frigorífico y no tardes mucho en usarlos.

- Ajedrea
- Ajo (enteros y en polvo)
- Albahaca
- Azafrán
- Canela
- Cayenas enteras
- Cayena machacada
- Cebollino
- Chile en polvo
- Cilantro (fresco o seco)
- Clavo
- Comino
- Cúrcuma
- Curry en polvo (rojo y amarillo)
- Eneldo
- Estragón
- Jengibre (entero y en polvo)
- Laurel en hojas
- Menta
- Mostaza en semillas (negras y amarillas)
- Nuez moscada

- Orégano
- Paprika
- Perejil
- Pimienta inglesa
- Pimienta negra
- Romero
- Sal marina
- Salvia
- Tomillo
- Vainas de vainilla

Equipa tu alacena

Si seguiste mis instrucciones de limpieza, seguro que tu alacena ahora está muy vacía. Imagino que te deshiciste de muchas cosas malas. ¿Qué conviene que tengas en la alacena además de vinagres y aceites?

- Cacao en polvo (con al menos un 70 % de cacao)
- Caldos (de ternera, pollo y verduras)
- Frutos secos y semillas
- Harina de almendra
- Pepinillos
- Pescado en lata (salmón, atún y anchoas)
- Salsas picantes
- Tomate en lata (en variedad: pasta, triturado y enteros)
- Verduras en lata

Ahora que has vaciado la alacena, es hora de que nos encarguemos de tu botiquín.

PASTILLAS PARA TOMAR... O NO

Cada semana oímos hablar en los medios de comunicación de algo relacionado con complementos alimenticios. Un día dicen que ciertas vitaminas son beneficiosas y nos harán más longevos, y a la semana siguiente leemos que otras vitaminas incrementarán nuestras posibilidades de desarrollar determinadas enfermedades, entre ellas la demencia. Es cierto que las vitaminas y los complementos jamás deben usarse como suplementos de la alimentación, pues no garantizan nada y siempre hay un tiempo y lugar para consumir algunos productos. Hay una gran diferencia entre tomar un montón de vitaminas y añadir complementos naturales que el cuerpo no puede obtener fácilmente de los alimentos.

En la actualidad existen muchas marcas de complementos, y dos fórmulas diseñadas para tratar lo mismo pueden contener combinaciones de ingredientes y dosis distintas. Busca complementos de alta calidad que no contengan ingredientes de relleno tanto si compras complementos generales como probióticos. Una buena forma de saber cuáles son las mejores marcas es hablar con el encargado de la farmacia o tienda de productos naturistas. Estas personas saben cuáles son los mejores productos y no representan a ninguna empresa, así que sus opiniones no están sesgadas. A diferencia de los fármacos, los complementos, incluidos los probióticos, no están regulados por la FDA, así que deberás tener cuidado en no elegir una marca cuyas promesas no se correspondan con los ingredientes que contiene.

Si en un paquete de complemento probiótico de «alta potencia» con diez cepas de prebióticos, por ejemplo, pone que contiene «50 mil millones de cultivos vivos por cápsula», para cuando compres el producto es muy probable que esa cantidad de cultivos no llegue a tu organismo. Al cabo de un tiempo las cepas probióticas empaquetadas pierden frescura incluso en condiciones de almacenamiento ideales. Por eso es importante saber qué estás comprando y preguntar cuál es la marca de mejor calidad y con mejores opiniones. Compra los probióticos en cantidades pequeñas, no elijas paquetes grandes.

Nota: Si estás tomando algún medicamento por prescripción médica, habla con tu médico antes de empezar a consumir cualquier complemento. La mayoría puedes tomarlos cada vez que te resulte conveniente. No es necesario tomarlos con alimentos, salvo dos excepciones: los probióticos deben ingerirse con el estómago vacío y la goma arábiga, una fibra prebiótica que recomiendo mucho y que cada vez es más fácil de conseguir, antes de la cena (veremos más detalles más adelante).

Por lo general, es preferible tomar los complementos todos los días a la misma hora, así no te olvidarás. Mucha gente prefiere tomarlos por la mañana antes de salir de casa. Solo uno de los complementos que recomiendo, la cúrcuma, debe ingerirse dos veces al día; toma una dosis por la mañana y otra por la noche. En la p. 145 encontrarás una tabla con todos los complementos y probióticos y sus dosis recomendadas.

Veamos ahora mis recomendaciones.

Complementos generales que debes tener en cuenta

DHA. El ácido docosahexaenoico es un héroe en el reino de los complementos, y su relación con la protección del cerebro ha sido bastante estudiada por la ciencia. El DHA es un ácido graso omega-3 que representa más del 90 % de las grasas omega-3 en el cerebro. El 50 % del peso de la membrana de una neurona está compuesta de DHA, el cual también es un componente clave del tejido cardíaco. La falta de DHA provoca varios trastornos, entre ellos demencia y ansiedad. La fuente más rica de DHA en la naturaleza es la leche materna, lo que explica por qué amamantar es considerado favorable para la salud neurológica. En la actualidad se añade DHA a las leches de fórmula y a cientos de alimentos. Toma 1.000 mg diarios. Está bien comprar DHA combinado con EPA (ácido eicosapentaenoico), y no importa si es derivado de aceite de pescado o de algas.

Aceite de coco. Como mencioné en la p. 126, si no sueles cocinar con aceite de coco o añadirlo al café o al té, disfruta de sus beneficios tomando una o dos cucharadas al día.

Cúrcuma. De la familia del jengibre, la cúrcuma es la especia que da el característico color amarillo al curry, y sus propiedades antiinflamatorias, antioxidantes y antiapoptóticas (disminución de la muerte celular o apoptosis) se conocen desde hace mucho. Las investigaciones sobre las posibles aplicaciones de la cúrcuma en neurología muestran que puede fomentar la creación de nuevas neuronas e incrementar los niveles de DHA en el cerebro. En algunas personas, la cúrcuma puede incluso igualar los efectos antidepresivos del Prozac. En la medicina oriental se utiliza desde hace miles de años como remedio natural para combatir numerosos malestares. La curcumina, el ingrediente más activo de la cúrcuma, activa los genes que regulan la producción de gran cantidad de antioxidantes que protegen a nuestras queridas mitocondrias. También acelera el metabolismo de la glucosa, lo que ayuda a mantener un buen equilibrio en la flora intestinal. Si no comes curry con frecuencia, te recomiendo un complemento de 500 mg de cúrcuma dos veces al día.

Ácido alfa-lipoico. Este ácido graso se encuentra dentro de cada célula del cuerpo, donde se usa para producir energía para las funciones corporales. Cruza la barrera hematoencefálica y actúa como un poderoso antioxidante en el cerebro. Los científicos están estudiando su potencial para el tratamiento de infartos y otras condiciones neuronales, como la demencia, que suponen el daño de los radicales libres. Aunque el cuerpo puede producir suministros adecuados de este ácido graso, más vale que te asegures de que obtienes el que necesitas. Toma entre 300 mg y 500 mg diarios.

Extracto de granos de café verde. Esta es una de las incorporaciones más emocionantes a este plan de complementos. Este extracto, que contiene muy poca cafeína, ha demostrado ser capaz de aumentar los niveles en sangre de una proteína llamada Factor Neurotrófico Derivado del Cerebro o FNDC. Nunca insistiré bastante en la importancia del FNDC, no solo para mantener la salud neurológica y evitar daños en el cerebro, sino también para favorecer la creación de nuevas neuronas e incrementar las sinapsis. Estudio tras estudio muestran que existe una relación entre los niveles de FNDC y el riesgo de desarrollar Alzheimer. En una investigación decisiva de 2014 publicada en el prestigioso *Journal of the American Medical Association,* investigadores de la Universidad de Boston encontraron que, en un grupo de 2.100 ancianos a los que hicieron seguimiento durante diez años, 140 de ellos desarrollaron demencia. Quienes tenían mayores niveles de FNDC en la sangre exhibieron menos de la mitad del riesgo de desarrollar demencia, en comparación con los que tenían menores niveles de FNDC. En personas con Alzheimer, obesidad y depresión se registran niveles bajos de este factor. Busca concentrado entero de fruto de café y toma 100 mg diarios. Una sola dosis de este extracto puede duplicar los niveles de FNDC en la primera hora después de consumirlo.

Vitamina D_3. Esta es técnicamente una hormona, no una vitamina. Por definición, las vitaminas no se producen en el cuerpo, pero la vitamina D se sintetiza en la piel cuando se expone a la radiación ultravioleta (UV) del sol. Aunque muchas personas asocian esta vitamina con la salud ósea y los niveles de calcio, en realidad tiene muchos más efectos en el cuerpo, en especial en el cerebro. Sabemos que hay receptores de vitamina D en todo el sistema nervioso central; de hecho, los investigadores han identificado aproximadamente 3.000 receptores en el genoma humano para la vitamina D. También sabemos que ayuda a regular las enzimas en el cerebro y el fluido cefalorraquídeo, los cuales están implicados en la producción de neurotransmisores y la estimulación del crecimiento nervioso. Estudios en animales y en seres humanos indican que la vitamina D protege a las neuronas de los daños causados por los radicales libres y reduce la inflamación. Como mencioné anteriormente, la vitamina D también se asocia con telómeros más grandes. Y esto es lo esencial: la vitamina D puede hacer todo lo anterior gracias a su relación con las bacterias intestinales. En 2010 se descubrió que las bacterias del intestino interactúan con los receptores de vitamina D y los controlan para incrementar o reducir su actividad.

Como mencioné en la p. 102, te animo a que midas tus niveles de vitamina D y pidas a tu médico que te indique cuál es la dosis óptima para ti. En adultos generalmente recomiendo empezar por 5.000 UI de vitamina D diarias. Algunas personas necesitan más y otras menos. Es importante que tu médico lleve un registro de tus niveles de vitamina D hasta que alcances una dosis que te mantenga por encima del rango normal en los análisis de sangre.

Complementos alimenticios para fortalecer la salud intestinal

Los dos secretos para mejorar la composición y función de tu microbioma son los prebióticos y los probióticos.

Prebióticos

Los prebióticos, el alimento predilecto de las bacterias intestinales para impulsar su crecimiento y actividad, pueden consumirse fácilmente a través de algunos alimentos. Para que se los considere prebióticos deben tener tres características. La primera, y la más importante, es que no han de ser digeribles; es decir, deben pasar por el estómago sin que los ácidos gástricos o las enzimas los descompongan. La segunda es que las bacterias intestinales deben ser capaces de fermentarlos o metabolizarlos. Y la tercera es que esta actividad debe ser beneficiosa para la salud. La fibra prebiótica alimenticia, por ejemplo, cumple con todos estos requisitos, y sus efectos en la proliferación de bacterias intestinales beneficiosas da cuenta de sus capacidades para prevenir el cáncer, la diabetes, la demencia y el sobrepeso.

Los estadounidenses no consumen ni de lejos la dosis necesaria de prebióticos. Yo recomiendo tomar al menos 12 gramos diarios, ya sea de alimentos, complementos o una combinación de ambos. Insisto en que este es uno de los pasos más importantes para favorecer la salud y las funciones de las bacterias beneficiosas, además de que abre las puertas a un futuro más saludable. A continuación encontrarás una lista de las mejores fuentes de prebióticos naturales:

- Achicoria
- Ajo
- Cebolla
- Espárragos
- Goma arábiga
- Hojas de diente de león
- Puerro
- Tupinambo

Es posible que algunos de estos alimentos no te resulten familiares, pero mi plan de comidas te ayudará y enseñará a consumirlos y a obtener suficiente fibra prebiótica de la dieta. Las tiendas naturistas ofrecen productos de fibra prebiótica que solo hay que mezclar con agua. Estos productos, que suelen ser derivados de goma arábiga, proveen de una fuente conveniente de fibra prebiótica concentrada que nutrirá tu microbioma. La goma arábiga ha sido muy estudiada y se ha observado que tiene un gran impacto en la pérdida de peso. Un estudio reciente muestra una disminución considerable del índice de masa corporal y del porcentaje de grasa en mujeres adultas que consumen goma arábiga como complemento nutricional. La FDA considera que la goma arábiga es una de las fibras nutricionales más seguras y mejor toleradas; no incrementa el riesgo de hinchazón, dolores abdominales o diarrea.

Así que si quieres un complemento de fibra prebiótica, busca goma arábiga. Solo necesitas una o dos cucharadas al día mezcladas con cualquier bebida y 15-30 minutos antes de comer. Tomar 12 gramos al día de fibra prebiótica es excelente, pero es posible que tardes un par de semanas en tolerar esa cantidad (puede ocasionar gases). Empieza por una cucharada de goma arábiga al día y ve aumentando la dosis poco a poco hasta que llegues a las dos cucharadas diarias.

Al elegir un complemento prebiótico, fíjate en que cumpla las siguientes características:

- Con certificación orgánica, sin OMG, vegano y sin gluten
- Sin psilio, soja ni azúcar
- Sin colorantes, edulcorantes ni saborizantes

Probióticos

Al igual que con los prebióticos, los probióticos pueden obtenerse de alimentos y de complementos. En cuanto a los alimentos, recomiendo que en la cocina siempre tengas lo siguiente:

- Yogur con cultivos vivos. Búscalos en la sección de lácteos del supermercado. Hoy en día hay infinidad de variedades de yogures, pero ten cuidado con lo que compras. Muchos yogures (griegos y normales) llevan azúcar, saborizantes y edulcorantes artificiales. Lee las etiquetas. Si eres intolerante a la lactosa, prueba el yogur de leche de coco. Es una manera estupenda de obtener enzimas y probióticos que ayudan al microbioma.
- Kéfir. Este producto fermentado de leche es similar al yogur. Es una combinación única de gránulos de kéfir (un cultivo simbiótico de levadura y bacterias) y leche de cabra que tiene alto contenido de lactobacilos y bifidobacterias, dos de los probióticos intestinales mejor estudiados. El kéfir también es muy rico en antioxidantes. Si eres intolerante a la lactosa, el kéfir de leche de coco es igual de delicioso y beneficioso.
- Chucrut. Esta col fermentada es un gran combustible para las bacterias intestinales y provee de colina, una sustancia química necesaria para la óptima transmisión de los impulsos nerviosos del cerebro al sistema nervioso central.
- Pepinillos. Creo que si tantas mujeres embarazadas tienen antojo de pepinillos es por una razón. Los pepini-

llos son uno de los probióticos naturales más básicos y apreciados. Para muchas personas, los pepinillos son la puerta de entrada a otros alimentos fermentados más exóticos.

- Frutas y verduras encurtidas. Encurtir frutas y verduras, como judías verdes o zanahorias, transforma algo ordinario en algo extraordinario. Tanto si los haces como si los compras, ten en cuenta que solo los alimentos no pasteurizados y encurtidos en salmuera —no en vinagre— tienen beneficios probióticos.
- Condimentos con cultivos vivos. Puedes comprar o preparar con fermentos lácticos mayonesa, mostaza, rábano picante, salsa picante, pepinillos, salsa, guacamole, aderezo para ensaladas o chutney de frutas. Recuerda optar por crema agria con cultivos vivos.
- Carne, pescado o huevos fermentados. Visita mi página www.DrPerlmutter.com para obtener ideas y recetas. Es mejor hacerlos uno mismo que comprarlos, pues suelen procesarlos con otros ingredientes que no quieres.

El número de complementos probióticos disponibles hoy en día es abrumador. Miles de especies distintas de bacterias conforman el microbioma humano, pero yo te recomiendo las siguientes joyas:

- *Lactobacillus plantarum*
- *Lactobacillus acidophilus*
- *Lactobacillus brevis*
- *Bifidobacterium lactis*
- *Bifidobacterium longum*

La mayoría de los productos probióticos contienen varias cepas, y yo te recomiendo que busques un complemento probiótico que contenga al menos diez cepas distintas, con tantas de las mencionadas más arriba como sea posible. Las cepas distintas aportan beneficios distintos, pero estas son las que más favorecen la salud cerebral porque:

- fortalecen la barrera intestinal y reducen la permeabilidad intestinal;
- reducen los niveles de LPS, la molécula inflamatoria que puede ser peligrosa si llega al flujo sanguíneo;
- incrementan el Factor Neurotrófico Derivado del Cerebro (FNDC), conocido como la «hormona del crecimiento» del cerebro y
- mantienen un equilibrio bacteriano generalizado para controlar cualquier colonia potencialmente maligna.

Si quieres perder peso, busca las siguientes cepas, además de las anteriores:

- *Lactobacillus gasseri.*
- *Lactobacillus rhamnosus.*

Si experimentas cambios de humor o problemas anímicos, incluida la depresión, busca:

- *Lactobacillus helveticus.*
- *Bifidobacterium longum.*

Recuerda que debes tomar los probióticos con el estómago vacío y por lo menos 30 minutos antes de comer.

TABLA DE LOS COMPLEMENTOS
ALIMENTICIOS

Nombre	Cantidad	Frecuencia
DHA	1.000 mg	Diario
Aceite de coco	1-2 cucharadas	Diario (si no lo agregas a las comidas o bebidas)
Cúrcuma	500 mg	Dos veces al día
Ácido alfa-lipoico	300-500 mg	Diario
Extracto de granos de café verde	100 mg	Diario
Vitamina D	5.000 UI	Diario
Fibra prebiótica	12 g	Diario (15-30 minutos antes de cenar)
Probióticos	1 cápsula con variedad de cepas	Diario (por lo menos 30 minutos antes de comer)

Las pastillas que deberías dejar de tomar

La gran mayoría de los estadounidenses toma algún tipo de medicamento a diario, ya sea con o sin receta, y casi tres de cada cinco adultos estadounidenses toma un fármaco por prescripción médica. En 2015, el *Journal of the American Medical Association* publicó que la prevalencia de medicamentos prescritos en personas de 20 años en adelante había aumentado al 59 % en 2012, en comparación con el 51 % de décadas atrás. Y durante el mismo período el porcentaje de personas que tomaban cinco o más medicamentos prescritos casi se duplicó, pues aumentó del 8 al 15 %.

Entre los medicamentos más consumidos se encuentran las estatinas, las cuales incrementan el riesgo de padecer deterioro cognitivo. He hablado mucho sobre ellas en el pasado, y en la siguiente sección encontrarás sus principales desventajas, pero las estatinas no son el único problema. Te recomiendo que hagas inventario de tus medicinas e intentes reducir el número de fármacos que consumes, a menos que sean absolutamente necesarios para tratar algún padecimiento (por supuesto, habla con tu médico y pregúntale si puedes considerar dejar de tomar alguno de los medicamentos prescritos). Esta es una lista de los sospechosos más habituales:

Estatinas. Las estatinas que reducen el colesterol se venden como un mecanismo para reducir los niveles de inflamación sistémica, pero investigaciones recientes revelan que estas potentes sustancias pueden entorpecer el funcionamiento cerebral e incrementar el riesgo de desarrollar diabetes, cardiopatías, alteraciones de la función cognitiva y depresión. La razón es simple: el cuerpo, y en especial el cerebro, necesita colesterol para prosperar. Además, el colesterol está implicado en la estructura y el soporte de la membrana celular, en la síntesis hormonal y en la producción de vitamina D. Las investigaciones demuestran una y otra vez que los niveles muy bajos de colesterol se relacionan con depresión, pérdida de la memoria y hasta violencia contra uno mismo y contra los demás.

Medicamentos para el reflujo ácido (inhibidores de la bomba de protones). Se estima que 15 millones de estadounidenses toman inhibidores de la bomba de protones (IBP) para tratar el reflujo gastroesofágico (ERGE). Estos medicamentos se venden con receta médica o libremente con muchos nombres distintos, como omeprazol, esomeprazol, pantoprazol, entre otros. Los IBP bloquean la producción de ácido gástrico, el cual es indispensable para realizar la digestión. En los dos últimos años, los efectos negativos de estas medicinas han salido a la luz gracias a varios estudios importantes. Resulta que los IBP no solo dejan al paciente vulnerable a infecciones y deficiencias nutricionales —algunas de las cuales pueden suponer riesgo de muerte—, sino que además incrementan el riesgo de desarrollar cardiopatías o insuficiencia renal crónica. Asimismo, causan estragos en la flora intestinal. Cuando los científicos examinaron la diversidad microbiana en muestras de heces de personas que tomaban dos dosis diarias de IBP, observaron cambios considerables tras solo una semana de tratamiento. Estos medicamentos pueden arruinar la integridad del sistema digestivo al modificar por completo el microbioma.

Acetaminofén o paracetamol. Casi un cuarto del total de los adultos estadounidenses (unos 52 millones de personas) consumen cada semana algún medicamento que contiene acetaminofén (una marca conocida es Tylenol) para tratar dolores, malestares y fiebre. Además, es el ingrediente activo más común en los medicamentos comercializados en Estados Unidos, pues se encuentra en más de seiscientas medicinas. Sin embargo, el acetaminofén no es tan benigno como nos han hecho creer. Se ha demostrado que no es efectivo para tratar los dolores relacionados con la osteoartritis, que es precisamente para lo que se comercializa. Por otra parte, investigaciones recientes han observado que pone en peligro la función cerebral, aumentando el riesgo de cometer errores cognitivos. Aunque los estudios más antiguos concluían que el acetaminofén no solo combate el dolor físico, sino también el dolor psicológico, ahora comprendemos la naturaleza de esos efectos: una investigación realizada en la Universidad de Ohio en 2015 demostró que el acetaminofén mitiga las emociones, sean positivas o negativas. Los participantes de ese estudio que tomaron acetaminofén sentían más apaciguadas sus emociones cuando se les mostraban fotografías placenteras e inquietantes, en comparación con el grupo de control al que se le administró un placebo.

Se sabe, asimismo, que el acetaminofén agota las reservas corporales de uno de los antioxidantes más importantes, el glutatión, que ayuda a controlar el daño oxidativo y la inflamación sistémica, en especial del cerebro. En otro estudio de 2015, científicos daneses observaron que los hijos de mujeres que tomaron acetaminofén durante el embarazo tenían más posibilidades de desarrollar TDAH antes de los 7 años. El acetaminofén se comercializa como un producto «seguro» para las mujeres embarazadas, pero tengo la esperanza de que eso cambie pronto.

Antiinflamatorios no esteroideos (AINE). Piensa en el ibuprofeno o el naproxeno. Al igual que el acetaminofén, estos productos son muy populares para tratar dolores y fiebres (en un día cualquiera, unos 17 millones de personas toman esos AINE). Estos medicamentos son efectivos porque reducen el número de prostaglandinas en el organismo, una familia de sustancias que se producen en las células y que cumplen muchas funciones importantes: promueven la inflamación a corto plazo, la cual es indispensable para sanar el cuerpo; favorecen la función de coagulación sanguínea de las plaquetas y protegen el recubrimiento estomacal de los efectos dañinos del ácido gástrico. Así pues, los AINE pueden poner en peligro la barrera intestinal; las reacciones adversas más frecuentes que provocan son sangrado y malestar estomacal y úlceras gástricas. Las investigaciones señalan que dañan el intestino delgado y la barrera intestinal, así que son causantes del mismo problema que buscan combatir: la inflamación.

Antibióticos. Esto debería ser obvio: los antibióticos son, por definición, antivida. Matan bacterias, tanto buenas como malas. Casi todos necesitamos tomar antibióticos en algún momento de nuestra vida, pero los efectos que tienen en la flora intestinal pueden perdurar hasta meses después de haber terminado el tratamiento. Investigaciones recientes concluyen que un solo tratamiento de antibióticos puede cambiar el microbioma para siempre. Además, estos cambios pueden tener efectos mucho mayores en el organismo si no se logra restaurar el equilibrio adecuado de las bacterias beneficiosas.

Esta información se suma a la evidencia de que los antibióticos también provocan cambios adversos en la sensibilidad a la insulina, la tolerancia a la glucosa y la acumulación de grasa debido a que alteran el microbioma intestinal. Asimismo, interfieren con la fisiología del cuerpo, pues alteran la forma en que metabolizamos los carbohidratos y en que el hígado metaboliza la grasa y el colesterol. El doctor Brian S. Schwartz, de la Escuela Johns Hopkins Bloomberg de Salud Pública, que ha estudiado estas conexiones, afirma: «Tu índice de masa corporal puede verse alterado para siempre por culpa de los antibióticos que tomaste cuando eras niño».

Los científicos han rastreado la correlación entre la exposición a antibióticos y el riesgo a ganar peso y a desarrollar diabetes tipo 2. Mira los mapas que adjunto a continuación. En el de la izquierda se indican las prescripciones de antibióticos por cada mil personas y en el de la derecha, los rangos de obesidad por estado. Estos dos mapas son muy similares.

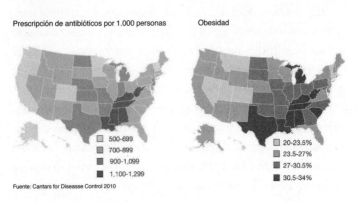

Prescripción de antibióticos por 1.000 personas

Obesidad

500-699
700-899
900-1,099
1,100-1,299

20-23.5%
23.5-27%
27-30.5%
30.5-34%

Fuente: Cantars for Diseasse Control 2010

El gráfico muestra las prescripciones de antibióticos por cada mil personas y la prevalencia de diabetes en adultos. De nuevo observamos una correlación. Además, recuerda que hay una relación evidente entre obesidad y diabetes y el riesgo de desarrollar demencia. Creo que mi argumento es evidente: el abuso de antibióticos no solo aviva la epidemia de obesidad y diabetes, sino también el número de casos de demencia.

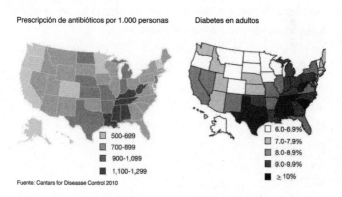

Prescripción de antibióticos por 1.000 personas   Diabetes en adultos

☐ 500-699
☐ 700-899
☐ 900-1,099
■ 1,100-1,299

☐ 6.0-6.9%
☐ 7.0-7.9%
■ 8.0-8.9%
■ 9.0-9.9%
■ ≥ 10%

Fuente: Cantars for Diseasse Control 2010

La conclusión es que hay que ser prudente con los antibióticos. Los padres de familia no deben pedir antibióticos al pediatra al menor síntoma de que su hijo está resfriado. En la tercera parte del libro encontrarás pautas para saber cuándo es necesario tomar antibióticos.

Sin duda, en determinadas circunstancias se impone tomar medicamentos, ya sean de venta libre o con receta, pero estamos muy acostumbrados a recurrir demasiado rápidamente a las medicinas, que nos autorrecetamos, y a depender de las pastillas. La discusión a nivel nacional sobre el dolor y cómo aliviarlo ha iniciado un intenso debate acerca del abuso de analgésicos. En 2014 más de 14.000 estadounidenses murieron por sobredosis de opiáceos y cada día ingresan más de mil personas en las salas de urgencia por abusar de estos fármacos. Ojalá llegue el día en que el consumo de medicamentos sea mínimo y la habilidad regenerativa de nuestro organismo se maximice. Si dependes de las medicinas, te recomiendo que busques con tu médico un tratamiento alternativo para controlar tus dolencias. Confío en que, si sigues este programa, notarás una disminución de los síntomas, tanto si continúas tomando medicamentos como si no.

6

Paso 2: Añade estrategias de apoyo

En los estudios de población realizados en zonas del mundo donde la gente lleva una vida saludable, productiva e inusualmente larga hasta bien entrados los 90 años, con índices de cáncer de menos de la mitad que la media de Estados Unidos, una tasa de demencia nula y un índice bajo de depresión, se observan ciertos denominadores comunes. En estas «zonas azules», la gente mantiene una perspectiva positiva ante la vida, establece lazos afectivos sólidos tanto con la familia como con los amigos y forma parte de una comunidad unida. Son personas que practican una actividad física con regularidad, consumen alimentos frescos y de proximidad y no comen productos procesados. En la «zona azul» de Icaria, Grecia, más del 50 % de las calorías ingeridas a diario por los icarianos proviene de las grasas y más de la mitad de la energía grasa la obtienen del aceite de oliva. En Cerdeña, Italia, donde hay una comunidad formada en su mayoría por pastores, la gente pasa los días caminando, disfruta de la compañía de los otros y bebe vino tinto local en las comidas. Los famosos habitantes de Okinawa, en Japón, muchos de los cuales alcanzan a vivir hasta 110 años, basan su dieta en verduras, beben tarros de sake y permanecen físicamente activos conforme envejecen. Además, honran y celebran a sus ancianos. La única «zona azul» de Estados Unidos se encuentra al este del centro de Los Ángeles, una ciudad conocida por su contaminación y alta densidad poblacional. La comunidad adventista de Loma Linda, California, próxima a la gran ciudad, desafía la creencia de que hay que vivir en un área remota e incontaminada para gozar de longevidad y buena salud.

Estas personas dominan los principios de una vida saludable sin mucho esfuerzo o sin ni siquiera saberlo. En nuestra sociedad solemos ignorar el cuidado personal más allá de la dieta; sin embargo, factores como el ejercicio regular, la buena calidad del sueño y los momentos de autorreflexión sin distracciones pueden marcar una gran diferencia en la salud. El mundo acelerado en que vivimos nos provoca ansiedad, la sensación de que el tiempo se nos escurre entre los dedos, y durante los momentos de estrés solemos adoptar hábitos poco saludables que nos llevan en la dirección equivocada, pasamos a ser poco creativos, a depender de medicamentos o estimulantes que nos agotan y a sentirnos insatisfechos. El estrés añade una presión tremenda al organismo, desde el sistema digestivo hasta el cerebro.

Con todo esto en mente, veamos unas cuantas estrategias no relacionadas con la dieta que favorecerán tu salud general y te permitirán prevenir trastornos neurológicos:

- Establece una rutina de ejercicios que puedas mantener.
- Presta atención al dolor, sobre todo en la espalda y las rodillas.

- Aumenta las horas de sueño.
- Reduce el estrés y encuentra la calma de cuatro maneras sencillas.
- Desintoxica tu entorno.

ESTABLECE UNA RUTINA DE EJERCICIOS QUE PUEDAS MANTENER

¿Sabías que puedes fortalecer físicamente el cerebro con ejercicio y reducir a la mitad el riesgo de desarrollar Alzheimer?

La evidencia ya no es solo anecdótica. Cada semana surgen nuevos estudios que demuestran los beneficios neuroprotectores del ejercicio. Por lo visto el sedentarismo ocasiona que el cerebro se atrofie, al mismo tiempo que incrementa el riesgo de Alzheimer y otros tipos de demencia. Se ha demostrado que el sedentarismo es dos veces más letal que la obesidad.

En febrero de 2016, científicos finlandeses observaron que la falta de condición física en la mediana edad se relaciona con menor volumen cerebral en la tercera edad. En la materia gris es donde se encuentran todas las neuronas, por lo que su volumen refleja la salud del cerebro. Poco después, otro estudio, llevado a cabo por investigadores de cuatro importantes instituciones estadounidenses, mostró que personas con Alzheimer o deterioro cognitivo leve (precursor del Alzheimer) experimentaron menor encogimiento de materia gris a medida que quemaban más calorías por medio de un régimen de ejercicios. En otras palabras, más actividad física implicó mayor retención del volumen cerebral y menor riesgo de desarrollar enfermedades. Los investigadores hicieron el seguimiento de 876 adultos durante treinta años y llevaron registros detallados de la cantidad y el tipo de ejercicios realizados por cada participante. Además, los sujetos fueron sometidos a un examen riguroso para evaluar el funcionamiento de su cerebro y a todos se les realizó una resonancia magnética. Aquellos con más actividad física experimentaron una increíble reducción del 50 % del riesgo de desarrollar Alzheimer en comparación con quienes tenían un estilo de vida más sedentario.

Vivimos en una época en que se nos ha dicho que llevar una alimentación saludable resolverá nuestros problemas de salud, pero en el caso del Alzheimer no existe una solución milagrosa. Aun así, piensa que puedes proteger tu cerebro calzándote unas zapatillas de deporte y moviéndote un poco.

Además de proteger el cerebro, el ejercicio mejora la digestión, el metabolismo, la eliminación de desechos y fluidos, la respuesta inmune, la complexión, el tono muscular y la fuerza, la densidad ósea, la circulación y la salud cardíaca, además de que ayuda a estabilizar el peso corporal. Una simple caminata de 25 minutos puede disminuir el riesgo de muerte prematura en un 30 %, mientras que una caminata un poco más enérgica durante la misma cantidad de tiempo puede regalarnos siete años de vida. La actividad física también es una experiencia positiva a nivel emocional, pues la autoestima, la confianza y la energía aumentan. El ejercicio activa nuestros «genes inteligentes», hace que nos sintamos más jóvenes, disipa la depresión y, en términos generales, nos ayuda a tomar decisiones más saludables respecto al estilo de vida, incluido lo que cenaremos.

El ejercicio aeróbico regular:

- Reduce el riesgo de muerte por cualquier causa.

- Reduce el riesgo de padecer trastornos neurológicos.

- Reduce el riesgo de depresión (y puede utilizarse como tratamiento para esta).

- Aumenta la cantidad de FNDC, la «hormona de crecimiento» del cerebro.

- Incrementa la resistencia, la fuerza, la flexibilidad y la coordinación.

- Mejora la circulación sanguínea y el suministro de oxígeno a células y tejidos, así como la salud cardíaca.

- Disminuye los antojos, los niveles de azúcar en la sangre y el riesgo de diabetes.

- Disminuye la inflamación y el riesgo de desarrollar enfermedades relacionadas con el envejecimiento, incluido el cáncer.

- Aumenta la sensación de bienestar y felicidad.

¿Qué ocurrió la última vez que intentaste ponerte en forma? ¿Lo lograste? ¿O mantuviste la rutina solo unas cuantas semanas, quizá después de Año Nuevo? Cuando menos lo esperabas, había llegado el verano y lo último que querías era que te vieran en traje de baño. Quizá ni siquiera recuerdas cuándo tiraste la toalla, pero así fue.

El problema para cualquiera que intenta adoptar un estilo de vida activo no es tanto empezar como seguir. La clave es averiguar qué te gusta hacer y que así consigas: 1) estirar y fortalecer los músculos y 2) mejorar la circulación sanguínea y el ritmo cardíaco, y que el sistema cardiovascular trabaje de forma saludable.

En caso de que padezcas algún tipo de afección o tomes medicamentos que puedan interferir en esta nueva empresa, antes de empezar cualquier programa de ejercicios pide una revisión general a tu médico de confianza.

Hay mucha gente que se centra solo en los ejercicios cardiovasculares y se saltan los ejercicios de pesas y de estiramiento, pero el estiramiento y fortalecimiento de los músculos es esencial. Si no estiras ni fortaleces los músculos, además de perjudicar la salud de los huesos y la masa muscular, corres el riesgo de hacerte daño, lo cual impedirá que te mantengas activo. A partir de la p. 165 encontrarás una rutina de ejercicios de fuerza básicos que puedes realizar en casa. Te invito a que visites el sitio www.DrPerlmutter.com, donde comparto videoclips de estos ejercicios para motivarte a que los practiques junto con la rutina cardiovascular que hayas elegido. Estos ejercicios cubren todos los grupos musculares principales: brazos y hombros, pecho, espalda, abdomen y piernas. Realízalos tres o cuatro veces por semana y descansa un día entre cada sesión.

Lo ideal es que realices un mínimo de 20 minutos de ejercicio cardiovascular seis veces por semana y que tu corazón lata por lo menos un 50 % más que al principio durante al menos 15 de esos 20 minutos. Existen muchos tipos de monitores de ritmo cardíaco en el mercado y ahora varios aparatos de cardio eléctricos —como las bicicletas estáticas, las máquinas elípticas y las cintas para correr— incluyen sus propios monitores de frecuencia cardíaca. Las calculadoras en línea te ayudarán a determinar tu frecuencia cardíaca máxima, así como tu frecuencia meta, de modo que sepas cuáles son tus límites y lo lejos que puedes llevarlos. Quizá al principio no logres alcanzar una frecuencia cardíaca razonable o, en caso de que lo hagas, quizá no logres mantenerla mucho tiempo. Pero puedes empezar a entrenar para alcanzar tu objetivo. Suelo decirles a mis pacientes que, si no pueden correr ocho kilómetros, por lo menos caminen hasta el buzón del correo. Por algo hay que empezar, y si caminar hasta el buzón representa tus primeros pasos hacia una salud mejor, que así sea. Hasta las personas que están confinadas en una silla de ruedas pueden y deben realizar algún tipo de actividad física.

El golf no cuenta. Quizá porque vivo en Florida, una de las respuestas más habituales que recibo cuando pregunto a mis pacientes cuál es su programa de ejercicios es: «Bueno, doctor, hago dieciocho hoyos de golf tres veces a la semana». No tengo nada en contra del golf, pero no podría considerarse un ejercicio aeróbico ni aunque recorrieras el campo completo a pie, lo que es poco común en estos tiempos.

Elabora un plan realista que puedas mantener. Para algunas personas eso significa participar en clases grupales en el gimnasio del barrio; para otras, pasar más tiempo en el jardín, tomar clases de yoga o natación, unirse a un equipo de deportes competitivo, caminar a lo largo y ancho de un centro comercial o seguir una rutina de ejercicios por internet o la televisión. Yo he sido corredor de largas distancias desde secundaria, y últimamente he utilizado la elíptica y las bicicletas estática y de montaña para hacer ejercicio aeróbico. Hay días en que entreno con más intensidad que otros. Te sugiero que hagas lo mismo: mezcla los días en que practiques ejercicio de alta intensidad durante períodos breves con otros en los que lleves un ritmo más moderado durante un tiempo más largo. La norma de los 20 minutos debe ser tu mínimo. Podrás añadir más minutos conforme ganes fuerza y condición física. Intenta intensificar poco a poco las rutinas. La intensidad puede incrementarse en términos de velocidad (por ejemplo, corriendo o pedaleando más rápido), resistencia (por ejemplo, con subidas más inclinadas o con más peso), duración (por ejemplo, con mayores intervalos en los que lo des todo hasta quedarte sin aliento) y alcance de los movimientos (por ejemplo, haciendo zancadas o flexiones más pronunciadas).

De hecho, la cantidad de ejercicio óptima para obtener los mejores beneficios es de cerca de 450 minutos por semana. En promedio es poco más de una hora al día, lo que puede parecer mucho, pero no lo es si consideras que esta cantidad refleja los minutos de ejercicio acumulados. No se trata de maximizar el ritmo cardíaco durante una hora, pero sí debes mantener el cuerpo en movimiento constante durante ese tiempo casi todos los días de la semana. Es más fácil de lo que crees. Puedes salir a correr 20 minutos por la mañana, caminar enérgicamente otros 20 minutos en la pausa para comer y realizar labores del hogar que requieran mayor esfuerzo físico durante otros 20 minutos antes de cenar. Si un día te saltas el ejercicio, al día siguiente harás un poco más. No importa cómo distribuyas esos 450 minutos a lo largo de la semana. Trata de ser lo más constante que puedas cuando planifiques tus rutinas diarias (por ejemplo, 20 minutos de ejercicio cardiovascular cada mañana antes de la ducha), pero no te lo recrimines si no siempre cumples del todo. Habrá días en que necesites ajustar los tiempos de tu rutina y otros en que te sea imposible hacer ejercicio. Busca el progreso, no la perfección.

A pesar de la cantidad de dispositivos electrónicos disponibles para registrar parámetros físicos como el ritmo cardíaco, no hace falta que dependas de la tecnología. El dolor puede ser el principal indicador para saber hasta dónde llegar (más adelante encontrarás información detallada al respecto); percibir cómo te sientes es tan buen indicador como cualquier aparato de alta tecnología. Presta atención a la respiración y la sudoración. ¿Respiras hondo y rápido durante los entrenamientos? ¿Sudas al menos un poco? ¿Empiezan a dolerte los músculos durante los ejercicios de fuerza y tienes agujetas al día siguiente mientras descansas? Hay una diferencia entre correr y cortar el césped, tanto como entre utilizar pesas de 1 o de 3 kilos.

Todos pensamos con imágenes, y los estudios demuestran que imaginarte con la condición física que deseas puede ayudarte a alcanzar dicha meta. Visualízate de forma realista y vívida. Eso te motivará a dar el siguiente paso hacia tu ideal de salud personal. Piensa en lo que significaría tener un cuerpo en forma y tonificado. Podrás disfrutar de la vida al máximo, no te quedarás sin fuerza ni sin energía. Imagínate realizando actividades divertidas que te gustaría probar, incluidas aventuras y vacaciones que impliquen un desafío físico. Considera realizar actividades por tu cuenta, en grupo o con tu familia.

Concéntrate en lo que ganarás en términos de vigor, equilibrio, coordinación, flexibilidad y agudeza mental (¡y en resistencia mental!). Dormirás mejor, manejarás el estrés con mayor facilidad, tendrás un metabolismo rápido, te sentirás más productivo en general y pasarás menos tiempo enfermo en cama con un resfriado u otra enfermedad. Estarás dando lo mejor de ti para mantener las enfermedades a raya. Si padeces alguna afección crónica, podrás enfrentarte a ella sin problemas y tendrá menos impacto en tu vida. Te sentirás más satisfecho tanto en el trabajo como en el hogar, ¡porque lo estarás! Y fortalecerás las relaciones con tus seres queridos.

CÓMO CREAR TU PROPIO GIMNASIO PARA EL ENTRENAMIENTO DE FUERZA (¡SIN ENTRENADOR!)

No necesitas gran cosa en términos de equipo para realizar una buena rutina de entrenamiento de fuerza. De hecho, ni siquiera hace falta que te inscribas en un gimnasio, contrates a un entrenador o gastes dinero en aparatos o dispositivos a la última. Puedes hacer un montón de cosas utilizando tu propio peso corporal. Para las clásicas sentadillas y abdominales, por ejemplo, solo necesitas tu cuerpo y el suelo. Pero para realizar un entrenamiento de fuerza corporal completo más vale que te hagas con un par de mancuernas baratas. Puedes comprarlas en línea o en una tienda de deportes. Las grandes superficies también suelen vender estos accesorios. Elige mancuernas cuyo agarre te resulte cómodo. Empieza con pesos ligeros (de 1 a 3 kilos) y ve añadiendo peso conforme ganes fuerza y quieras superarte.

En el cuerpo existen muchos músculos y grupos musculares que deben trabajarse con regularidad, pero es mejor dividirlos en tres secciones: grupo superior, inferior y central.

- Grupo superior: hombros, tríceps, bíceps, pecho y dorsales (los músculos dorsales de la espalda).
- Grupo inferior: muslos, cuádriceps y pantorrillas.
- Grupo central: vientre y abdomen.

Los días en que realices entrenamiento de fuerza —tres o cuatro veces por semana—, haz ejercicios que estimulen las tres áreas principales. Si bien sería óptimo que entrenaras cada grupo muscular en cada sesión, puedes dividir las sesiones por áreas. Por ejemplo, si los lunes ejercitas tríceps, bíceps, pantorrillas y abdomen, los miércoles puedes entrenar hombros, pecho, muslos y más abdomen. A algunas personas les gusta incluir entrenamiento de fuerza en su rutina de ejercicios diaria, lo cual está bien siempre y cuando no repitas el mismo grupo de músculos dos días seguidos. Deja que los músculos descansen uno o dos días entre sesiones.

Incluye un poco de trabajo de abdomen en cada entrenamiento. Fortalecer los músculos centrales y mantenerlos fuertes es fundamental para la salud, más incluso que tonificar los brazos. El abdomen es el principal responsable de que te mantengas activo y puedas realizar las tareas cotidianas, desde levantarte de la cama hasta sentarte en el baño, vestirte, estar de pie y caminar, así como practicar algún deporte o realizar actividades como andar en bicicleta, jugar al tenis y bailar. Un abdomen fuerte previene el dolor de espalda, proporciona estabilidad y equilibrio, aumenta la resistencia y ayuda a mantener una buena postura. No hace falta tener un abdomen marcado ni plano. Basta con que ejercites el vientre y el abdomen de forma rutinaria para evitar que los músculos se vuelvan débiles y poco flexibles. De hecho, un abdomen débil y sin flexibilidad puede perjudicar el buen funcionamiento de las piernas y los brazos, lo que resta energía al movimiento corporal y afecta al resto de las actividades diarias.

Existen docenas de ejercicios diferentes para ejercitar los grupos superior, inferior y central, y muchos de ellos repercuten en el abdomen aun si se centran en alguna otra parte del cuerpo. A continuación te presento algunos ejercicios básicos para un entrenamiento de fuerza. Necesitarás mancuernas. Dado que la mayoría de las rutinas de ejercicio cardiovascular exigen bastante a distintos grupos musculares, notarás que algunos de ellos se tonifican y fortalecen más rápido porque estás entrenándolos con más frecuencia (por ejemplo, una clase de spinning trabaja los cuádriceps y las pantorrillas como lo hace un entrenamiento con pesas, mientras que nadar ejercita el grupo superior y la espalda).

Recuerda visitar mi web www.DrPerlmutter.com, donde encontraras vídeos en los que te muestro cómo realizar estos ejercicios. Quizá quieras aventurarte un poco y probar otros métodos de entrenamiento de resistencia, ya sea con equipo de gimnasio o en una clase de acondicionamiento en grupo centrada en el entrenamiento de fuerza (por ejemplo, pilates, diversas formas de yoga o clases de gimnasia diseñadas para incrementar la fuerza y la masa muscular). Yo suelo ir al gimnasio a hacer entrenamientos de fuerza porque me da acceso a variedad de aparatos y herramientas.

Hombros: levantamientos básicos

Ponte de pie, con los pies alineados con la cadera y los brazos en los costados. Agarra una mancuerna en cada mano, los hombros abajo y atrás, con una buena postura. Levanta las pesas a los lados, sin doblarlos, hasta la altura de los hombros (como si hicieras una letra «T» con tu cuerpo). Conforme alzas los brazos, con las palmas hacia abajo, aprieta los omóplatos, y luego baja las pesas. Completa tres series de 12 repeticiones (es decir, alza y baja 12 veces).

Prueba esta variante: en lugar de levantar los brazos hacia los lados, levántalos al frente, sin doblarlos, con las palmas hacia abajo.

Tríceps: extensión de tríceps

Agarra una mancuerna de por lo menos 3 kilos con ambas manos por encima de la cabeza. Baja los hombros y luego échalos hacia atrás utilizando el abdomen. Con los codos apuntando hacia delante, dóblalos y baja la pesa lentamente detrás de tu cabeza. Después súbela por encima de la cabeza estirando los brazos. Mantén el abdomen y los glúteos apretados todo el tiempo. Completa tres series de 20 repeticiones.

Bíceps: flexión básica de bíceps

Ponte de pie, con los pies alineados con la cadera, y toma una mancuerna con cada mano. Tu posición inicial será con las manos a los lados y las palmas hacia arriba. Mantén los codos pegados al torso y los brazos fijos mientras flexionas los antebrazos y alzas las pesas hacia el pecho al tiempo que contraes el bíceps. Completa tres series de 20 repeticiones.

Pecho: flexiones clásicas

Túmbate boca abajo en el suelo con las palmas de las manos a la altura de los hombros. Apoyándote en las manos y en las puntas de los pies, empuja hacia arriba con el cuerpo como una tabla. Aguanta cinco segundos y baja despacio tratando de formar un ángulo de 90° con los codos. Intenta no desplomarte en el suelo y repite la posición de tabla. Completa tres series de 12 flexiones.

Dorsales: remo ancho

El mejor ejercicio para trabajar estos músculos de la espalda es realizar dominadas colgándote de una barra. Otra posibilidad es utilizar mancuernas de la siguiente forma: ponte derecho, con los hombros atrás, la espalda recta y una mancuerna en cada mano, delante de los muslos y con las palmas hacia abajo. Flexiona ligeramente las rodillas e inclínate hacia delante doblando la cintura. Continúa bajando hasta que la parte superior del cuerpo quede casi paralela al suelo. Deja que las pesas cuelguen frente a tus espinillas. Con la cabeza en posición neutral y los ojos mirando al suelo, alza ambas pesas a la vez doblando los codos. Es un movimiento parecido a remar pero como una media sentadilla. No alteres los ángulos de las rodillas y las caderas, y baja las pesas después de una pequeña pausa. Completa tres series de 12 repeticiones.

Muslos/cuádriceps: zancadas

Ponte de pie, con las piernas abiertas y los pies alineados con la cadera, y flexiona ligeramente las rodillas. Agarra las mancuernas con los brazos a los costados. Esta es la posición inicial. Ahora, da un paso al frente con la pierna derecha, mantén el equilibrio y baja la cadera permaneciendo con el torso recto y la cabeza al frente. No dejes que la rodilla adelante a las puntas del pie. Utiliza el talón como guía e impúlsate hacia atrás para volver a la posición inicial. Repite el movimiento con la pierna izquierda para completar una repetición. Realiza tres series de 12 repeticiones.

Pantorrillas: puntas

Ponte de pie con las piernas abiertas y los pies alineados con la cadera. Agarra una mancuerna en cada mano y pon los brazos a los costados. Álzate hacia arriba con las puntas de los pies, aguanta así durante cinco segundos y vuelve a la posición inicial. Completa tres series de 12 repeticiones.

Abdomen: la abdominal clásica

Siéntate en el suelo con las rodillas flexionadas y los talones tocando el suelo. Cruza los brazos formando una «X» sobre el pecho. Asegúrate de mantener los hombros abajo y relajados para evitar tensar el cuello. Sin despegar los pies del suelo, túmbate cuanto puedas (puedes llegar hasta el suelo o no) y vuelve a levantarte. Sigue haciendo abdominales durante un minuto y luego descansa 30 segundos. Repite la serie cinco veces.

Abdomen: crunch de bicicleta

Adopta la misma posición inicial que para la abdominal (véase arriba). Tuerce el cuerpo con suavidad para acercar la rodilla izquierda al codo derecho. Vuelve a la posición inicial y completa el movimiento llevando la rodilla derecha al codo izquierdo. Continúa el ejercicio durante dos minutos y descansa 30 segundos. Repite la serie cinco veces.

Tómate un momento para escribir cuáles son tus motivos para realizar estos importantes cambios de condición física en tu vida. En lugar de poner algo como «Quiero tener el abdomen plano y brazos musculados», escribe objetivos más trascendentes y decididos, como «Quiero pasar más tiempo de calidad en familia en vez de quejarme constantemente de mi dolor crónico», o «Quiero sentirme más fuerte y vivir más tiempo», o «Quiero hacer todo lo que pueda para prevenir el Alzheimer que podría heredar de mi madre». Piensa en grande y atrévete a ser valiente y audaz.

PRESTA ATENCIÓN AL DOLOR, SOBRE TODO EN LA ESPALDA Y LAS RODILLAS

Nunca insistiré bastante en la importancia de prestar atención a las partes del cuerpo que son esenciales para la movilidad y, por tanto, para reducir el riesgo de enfermedades: la zona baja de la espalda y las rodillas. Hablemos primero sobre la parte baja de la espalda.

Las cifras son impactantes: entre los estadounidenses,

después del resfriado y la gripe, el dolor en la parte baja de la espalda es la segunda causa más común de consulta médica, la más común de discapacidad relacionada con el trabajo, la segunda dolencia neurológica más común en Estados Unidos, solo por debajo del dolor de cabeza, y la tercera causa más común en la sala de urgencias. En algún momento, más del 90 % de los estadounidenses adultos experimentarán un fuerte dolor en la parte baja de la espalda que perjudicará su calidad de vida. Se calcula que este dolor cuesta a la economía estadounidense entre 50.000 y 100.000 millones de dólares al año.

En mis más de treinta años de experiencia profesional traté el dolor en la parte baja de la espalda de forma casi rutinaria. Al inicio de mi carrera, muchos de esos pacientes eran derivados a los neurocirujanos, pues en aquellos días se creía que la mayoría de esos casos tenían como causa la rotura de discos. Ahora sabemos que esto es falso, que en muy pocas ocasiones el dolor en la parte baja de la espalda es ocasionado por problemas en los discos. La mayoría de las veces tiene su origen en los daños en los tejidos suaves, es decir, los músculos, tendones y ligamentos.

Pese a que son muchas las cosas que pueden causar dolor de espalda, desde el cansancio muscular hasta el cáncer, quiero destacar una afección en particular que es sumamente común pero poco reconocida: el síndrome del piriforme. El piriforme (del latín *piriformis*, que significa «en forma de pera») es un músculo angosto que se encuentra al fondo de cada glúteo, cerca de los nervios ciáticos, por lo que, cuando sufre convulsiones o irritación, puede lastimar el nervio ciático y disparar un dolor que va desde el glúteo hasta la punta del pie, como si proviniera de un disco roto. A los pacientes se les suele decir que tienen un problema en los discos porque el dolor, conocido como ciática, baja por toda la pierna. También pueden sentir un adormecimiento o cosquilleo a lo largo de la parte posterior de la pierna y en el pie debido a la irritación del nervio ciático.

Es difícil imaginar la cantidad de pacientes que han sido sometidos sin necesidad a cirugía en la parte baja de la espalda por culpa de un mal diagnóstico, cuando el verdadero problema era el síndrome del piriforme. Hace poco estuve en un concesionario de coches con intención de comprarme uno nuevo. Era obvio que el responsable del concesionario sufría un dolor tremendo; estaba encorvado y hacía lo posible por no apoyar el peso en la pierna izquierda. Incapaz de contenerme, le pedí que me siguiera hasta su despacho. Una vez allí, procedí a que se tumbara con la espalda en el suelo. Ten en cuenta que él no tenía ni idea de que yo era neurólogo, ni siquiera médico. Siguió todas mis instrucciones mientras el resto del personal observaba a través de la pared de cristal de su despacho.

Le pedí que doblara la rodilla izquierda al tiempo que giraba la barbilla a la izquierda. Estiré con cuidado su músculo piriforme empujando la rodilla flexionada hacia su cuerpo y hacia la derecha. Al principio el músculo estaba muy tenso y ligeramente dolorido, pero, conforme proseguí la técnica de estiramiento, comenzó a relajarse. Después le pedí que se levantara y caminara un poco. Su dolor había desaparecido por completo. Fue el evento del siglo en el concesionario.

Puedo decirte, por experiencia personal, que las convulsiones del músculo piriforme pueden causar incapacidad. Te impiden trabajar, realizar ejercicio y pueden incluso dificultar que te levantes de una silla. Utiliza los ejercicios de mi web para estirar y ejercitar ese músculo. Es la manera más segura de mantenerte en movimiento.

El dolor de rodillas es otra causa enormemente común de discapacidad. Es la segunda causa de dolor crónico; de hecho, más de un tercio de la población estadounidense sufre de dolor de rodillas. ¡Eso son más de cien millones de personas! En Estados Unidos se realizan más de 600.000 cirugías de prótesis de rodilla anuales. Para el año 2030 se calcula que la demanda de cirugías de prótesis de rodilla excederá los tres millones de dólares, debido sobre todo al aumento de gente mayor con trabajos sedentarios que no se jubila y al alza en los índices de obesidad. En determinadas circunstancias las prótesis de rodilla son necesarias, pero muchas otras veces la gente se arrepiente de haberse sometido a esta intervención. La cirugía debe reservarse a ese puñado de pacientes que cumplan los requisitos y para quienes haya garantías de que la intervención será útil. La mayoría de la gente, sin embargo, haría bien en evitarla —la operación y los riesgos que conlleva— y en centrarse en fortalecer las rodillas y los músculos circundantes.

Entre las personas que realizan actividades físicas es común experimentar dolor en la rodilla a causa de lo que se conoce como el síndrome de dolor patelofemoral. El principal síntoma de este síndrome es el dolor en la parte frontal de la rodilla al sentarte, saltar, agacharte o utilizar una escalera, sobre todo al bajarla.

La luxación de rodilla, en la que esta deja de servir como apoyo para el peso del cuerpo, también es muy común.

Otra afección habitual es una sensación de dislocación o

crujido al caminar o mover la rodilla. Por lo general suele deberse a un uso excesivo, alguna lesión, sobrepeso, una rótula desalineada o a cambios estructurales debajo de la rótula. Con frecuencia en el gimnasio veo gente que usa rodilleras de diferentes tipos diseñadas para mantener la rótula en su sitio y mitigar este síntoma. No obstante, esto solo termina por agravar los síntomas. Los ejercicios para fortalecer los cuádriceps y los músculos de los muslos mantienen la rótula en su lugar, salvo que padezcas una desalineación significativa en las piernas. Un buen apoyo para este tipo de lesiones son las plantillas.

Yo he experimentado el síndrome patelofemoral en ambas piernas y sé lo mucho que puede doler. En cierta ocasión fui incapaz de subir los veinte escalones de mi casa para ir al dormitorio. Mi traumatólogo quería inyectarme esteroides, pero opté por ir a ver antes a un fisioterapeuta, el cual me devolvió al camino de la salud con ejercicios básicos para fortalecer los cuádriceps. Pasé de no poder subir una escalera a escalar casi mil metros de altura cuatro meses después en solo tres horas y media en un viaje a Nueva Zelanda.

Pon atención a cualquier dolor que sientas en cualquier parte del cuerpo. El dolor es la señal de que algo va mal. Puede ser un simple indicador de que estás sobrepasando las capacidades de tu cuerpo durante el ejercicio —ya sea de pesas o cardiovascular— y que no dejas que tu organismo se recupere debidamente entre sesiones. También puede indicar que no te has estirado lo suficiente para realizar un ejercicio en particular o que te has luxado un músculo, ligamento o tendón. Asimismo, podría significar que hay un problema de alineación que requiere órtesis. Si sientes dolor haciendo ejercicio, detente y recapacita. Cuando sientas dolor, haz una pausa y modifica tu rutina de ejercicios según sea necesario; deja descansar los músculos doloridos y combina tu rutina para tener la seguridad de que entrenas músculos diferentes.

Cuando no sepas de dónde viene el dolor, pide ayuda a un fisioterapeuta o un fisiatra. Los fisiatras son médicos que tratan gran variedad de trastornos que afectan al cerebro, la médula espinal, los nervios, los huesos, las articulaciones, los ligamentos, los músculos y los tendones.

AUMENTA LAS HORAS DE SUEÑO

¿Cuándo fue la última vez que dormiste bien? Si no fue anoche, no estás solo; una de cada cinco personas tiene dificultades para dormir. He escrito mucho al respecto durante mi carrera porque los trastornos del sueño afectan directamente al cerebro, los niveles de inflamación y el riesgo de desarrollar problemas neurológicos. La calidad y cantidad del sueño tiene un impacto considerable en prácticamente todos los sistemas del cuerpo. Hace apenas una generación solo sabíamos que el sueño revitalizaba el cuerpo de alguna manera, como una recarga de baterías. Sin embargo, en la actualidad el estudio del sueño constituye un campo entero de la medicina y se ha llegado a conclusiones impresionantes sobre la importancia del sueño para la salud humana.

Podríamos decir que el sueño es una «dieta de la mente» que repara y revitaliza el cerebro y el cuerpo entero de múltiples maneras. No es de extrañar que nos pasemos cerca de una tercera parte de nuestra vida durmiendo. La glándula pituitaria, por ejemplo, no puede bombear la hormona del crecimiento hasta que nos dormimos. La hormona del crecimiento y antienvejecimiento natural hace mucho más que estimular el crecimiento y la proliferación celular; además, rejuvenece el sistema inmunitario y disminuye los factores de riesgo de infarto y osteoporosis. Incluso nos ayuda a mantener un peso ideal al quemar grasa como combustible.

La calidad del sueño es un requisito indispensable para el bienestar óptimo. Cuanto mejor duermas con regularidad, menor riesgo tendrás de padecer cualquier problema de salud. Por el contrario, la mala calidad del sueño tiene efectos adversos en el cuerpo y su funcionamiento que pueden durar toda la vida. Según diversos estudios, los hábitos de sueño influyen en cuánto comemos, engordamos o adelgazamos; en lo fuerte que es nuestro sistema inmunitario (y en si saldremos airosos de la temporada invernal); en la creatividad y percepción; en qué tal lidiamos con el estrés y recordamos las cosas y en lo rápido que pensamos. Dormir mal durante períodos prolongados favorece la niebla cerebral, la pérdida de memoria, la diabetes y la obesidad, así como las cardiopatías, el cáncer, la depresión y el Alzheimer.

Se ha escrito mucho sobre los trastornos del sueño en pacientes con Alzheimer. Si bien antes se pensaba que los problemas para dormir eran consecuencia de la enfermedad, nuevas investigaciones sugieren que tal vez sea al revés: la dificultad para dormir podría intensificar la producción de la proteína beta-amiloide en el cerebro, uno de los síntomas distintivos del Alzheimer. Como señalaron los autores de un estudio realizado en 2015, prestar atención a los problemas del sueño e intervenir cuando no es del todo satisfactorio puede modificar el factor de riesgo de desarrollar enfermedades en el futuro.

He aquí algunas estrategias para aprovechar tu sueño al máximo:

Prioriza y cuida tus horas de sueño. Igual que programas las reuniones importantes, organiza tus horas de sueño y cúmplelas a rajatabla. Dado que después de las 22 h el cuerpo metaboliza una gran cantidad de productos desechables, y que entre las 23 y las 2 el sistema inmunitario se revitaliza, es importante que a esas horas estés durmiendo. Así que analiza cuáles son tus horarios ideales para acostarte y levantarte (por ejemplo, las 22.00 y las 6) y no dejes que nada interfiera en ese tiempo (en la p. 214 encontrarás más información para saber exactamente cuántas horas de sueño necesitas).

Sé constante los 365 días del año. No dejes que los fines de semana o las vacaciones te desvíen de tu rutina de sueño. Haz cuanto sea posible por mantener un horario de sueño estricto todos los días del año, pase lo que pase. Tu cuerpo y tu cerebro te lo agradecerán.

Realízate un estudio del sueño. El término médico de este estudio es la «polisomnografía». Se trata de un procedimiento indoloro y no invasivo en el que permaneces una o dos noches en una unidad de sueño y, mientras duermes, un técnico del sueño registra múltiples funciones biológicas para determinar si padeces algún trastorno, como apnea del sueño (véase la página siguiente) o síndrome de las piernas inquietas. Acude a un especialista del sueño certificado.

Ojo con lo que consumes. Evita tomar cafeína al final del día y presta atención a las medicinas que tomes que puedan afectar al sueño, como, por ejemplo, la pseudoefedrina, los medicamentos para el dolor de cabeza que contienen cafeína, la nicotina, los medicamentos para la hipertensión y la insuficiencia cardíaca, los antidepresivos tipo ISRS, los corticoesteroides y las estatinas.

Mantén un entorno apacible y limpio para dormir. Elimina los dispositivos electrónicos de tu habitación. Mantenla limpia, ordenada y a buena temperatura (entre 18 y 21 °C).

Prepárate para dormir. Antes de acostarte, tómate un momento para relajarte y desconectar de las actividades estimulantes, y hazle saber a tu cuerpo que es hora de descansar. Evita las pantallas (ordenadores, tabletas y similares) durante por lo menos una hora antes de acostarte. Toma un baño caliente, escucha un poco de música relajante, lee algo ligero o colorea un libro de colorear para adultos. Realiza ejercicios de respiración profunda antes de acostarte (encontrarás una lección rápida en la p. 196). A algunas personas el ejercicio físico les garantiza un descanso placentero, pero para la mayoría hacer ejercicio poco antes de dormir puede resultar estimulante e impedir el sueño. Si eres de ese tipo de personas, programa tu rutina de ejercicio regular por lo menos cuatro horas antes de acostarte.

Utiliza ropa adecuada. Ponte ropa suelta y adecuada para la temperatura ambiente, de modo que no sientas ni mucho frío ni mucho calor.

Prueba la melatonina. En el caso de que tu ritmo circadiano esté desfasado, lo cual puede suceder si viajas a lo largo de varias zonas horarias, si obligas a tu cuerpo a desviarse de su patrón normal de horas de sueño (como acostarte demasiado tarde o echarte una larga siesta) o si padeces dificultades inexplicables para dormir durante varios días seguidos, prueba a tomar un suplemento de melatonina. Es la hormona del sueño que nuestro cuerpo produce de forma natural, pero además ayuda a controlar el ritmo las 24 horas del día. El cuerpo empieza a producirla cuando se pone el sol, y la melatonina disminuye las funciones corporales, la presión arterial y la temperatura corporal, preparándonos para dormir. La melatonina es un complemento de venta libre y la dosis adecuada es de 1 a 3 mg antes de dormir.

Olvídate de la apnea del sueño. Como mencioné antes, un estudio del sueño puede ayudarte a determinar si padeces este trastorno, que es cada vez más común y que priva a millones de personas de un sueño profundo. La apnea del sueño puede ser más grave de lo que se pensaba, ya que ocasiona que las vías respiratorias se colapsen mientras duermes. La respiración se interrumpe múltiples veces y el sueño se vuelve fragmentado. Los ronquidos fuertes y un descanso sin sueños suelen ser señal de apnea del sueño (véase el recuadro a continuación). En 2015, un estudio alarmante publicado en la revista *Neurology* concluyó que la apnea del sueño puede influir en la aparición temprana del Alzheimer o del deterioro cognitivo leve, el cual suele preceder a la demencia. Los investigadores del estudio descubrieron que la gente con apnea del sueño desarrollaba deterioro cognitivo leve hasta casi diez años antes que las personas sin problemas de respiración durante el sueño. El período para el desarrollo de Alzheimer también se adelantó: las personas con apnea desarrollaron la enfermedad, en promedio, cinco años antes que las personas con un sueño profundo. Los investigadores especularon que los efectos adversos de la restricción de oxígeno en el cerebro tenían algo que ver con esta conexión, así como el hecho de que el sueño activa varios procesos fisiológicos que ayudan a que el cerebro se «revitalice», realizan una limpieza interna y eliminan las proteínas que de otro modo se acumulan en las neuronas.

Síntomas de apnea del sueño:

- Fatiga y falta de energía frecuentes
- Adormilamiento excesivo durante el día
- Micciones nocturnas frecuentes
- Jadeos, tos o sensación de ahogo durante la noche
- Respiración irregular durante el sueño (por ejemplo, ronquidos)
- Cefaleas matutinas
- Reflujo gastroesofágico
- Depresión

Los científicos han documentado cambios anormales en el cerebro de gente que padece apnea del sueño. La buena noticia es que estos cambios son reversibles con tratamiento. Por ejemplo, los estudios demuestran que las irregularidades en la materia blanca pueden mejorar enormemente cuando se trata la apnea del sueño. Esto suele conseguirse con ayuda de un dispositivo de presión positiva continua en la vía aérea (CPAP, por sus siglas en inglés), el cual se coloca mientras uno duerme y utiliza una leve presión de aire para mantener abiertas las vías respiratorias. Los beneficios se experimentan de inmediato, e incluso hay investigaciones que demuestran que en cuestión de meses dichas alteraciones neurológicas vuelven a la normalidad, lo que da como resultado una mejoría sin precedentes del funcionamiento cognitivo y del humor, el estado de alerta y la calidad de vida. La obesidad también puede provocar la apnea del sueño debido al peso extra y a la grasa alrededor del cuello. La gente que pierde peso suele sentirse aliviada y deja de utilizar el dispositivo CPAP.

Solemos subestimar el valor del sueño, pero podría decirse que es más importante que lo que hacemos durante el día. Arianna Huffington escribió un libro entero al respecto. Te recomiendo que leas *La revolución del sueño* si quieres aprender más sobre los patrones de sueño y cómo dormir mejor. Según Arianna, el sueño es uno de los grandes unificadores de la humanidad, nos conecta con los que nos rodean, con nuestros ancestros, con nuestro pasado y nuestro futuro; todos, en todas partes, tenemos una necesidad en común: dormir.

Por supuesto, tus nuevas elecciones en el tema de la alimentación trabajarán en sincronía con tus nuevos hábitos de sueño. Conforme vayas limpiando tu dieta y reduciendo la inflamación, aumentarán las posibilidades de disfrutar de un sueño relajante y profundo. Veamos la historia de la transformación de A. K.:

> Vi morir a mi madre de Alzheimer confinada en una cama, así que tengo un interés personal profundo en prevenir esta terrible enfermedad en mi familia; estoy siempre alerta y en busca de información de primera mano.
>
> Antes de adoptar esta dieta consumía mucha comida basura procesada, incluidos refrescos light, galletas saladas, patatas fritas y la avena que el médico me había recomendado desayunar a diario. Iba por el mal camino. Una vez que me informé sobre el estilo de vida bajo en carbohidratos, alto en grasas y sin gluten, me di cuenta al instante de que esa era la información que había estado esperando.
>
> Fui a una tienda de aceites de oliva y me compré una botella, empecé a comer carne de ternera de pasto, eliminé los cereales, comencé a beber té verde y compré estevia para utilizarla como edulcorante ocasional. También empecé a comer más verduras orgánicas a diario.
>
> Antes padecía artritis, sobre todo por la noche, y el dolor me despertaba con frecuencia. Si el cambio en los patrones de sueño es evidencia suficiente de que esta dieta funciona, entonces vale la pena aunque solo sea por esa razón. Apenas han pasado seis semanas, ¡y los cambios son ASOMBROSOS!

REDUCE EL ESTRÉS Y ENCUENTRA LA CALMA DE CUATRO MANERAS SENCILLAS

En mi libro *Conecta tu cerebro: La neurociencia de la iluminación*, el doctor Alberto Villoldo y yo contamos la historia de cómo la ciencia ha logrado dilucidar el don de la neurogénesis en los seres humanos. Pese a que los científicos hace tiempo que demostraron la existencia de la neurogénesis en otros animales, no fue hasta la década de los noventa cuando se centraron en los seres humanos. En 1998, la revista *Nature Medicine* publicó un informe del neurólogo sueco Peter Erikson en el que afirmaba la existencia de células madre neurales dentro del cerebro que se reproducen de forma continua y pueden convertirse en neuronas. Y estaba en lo cierto: cada minuto de nuestra vida experimentamos la «terapia de células madre» cerebrales. No estamos condenados a tener un número finito de neuronas; el cerebro, al contrario, es flexible y puede crear células y conexiones nuevas continuamente. Esto se conoce como neuroplasticidad, la cual explica por qué una víctima de embolia puede aprender a hablar de nuevo.

En septiembre de 2014 tuve la fortuna de participar como conferenciante en un congreso internacional que analizaba las investigaciones neurológicas más innovadoras. El doctor Michael Merzenich, profesor y neurocientífico emérito de la Universidad de California, en San Francisco, y uno de los líderes pioneros en la investigación de la plasticidad del cerebro, explicó que los factores del estilo de vida (algunos de los cuales ni te imaginas) afectan a la capacidad del cerebro para crear conexiones nuevas.

He explicado ya cómo podemos conseguir beneficios en el cerebro con ejercicio físico, un buen descanso, una dieta cetogénica y ciertos nutrientes como la cúrcuma y el ácido docosahexaenoico (DHA), que es un omega-3. Estas técnicas, además, reducen el estrés que experimentan el cerebro y el cuerpo a diario. El estrés nos acompañará siempre, pero la clave está en mantener el innecesario a raya y promover las conexiones neuronales. También podemos obtener beneficios para el cerebro y sus conexiones de maneras que no están relacionadas con la comida, el ejercicio y el sueño. Cuando nos tomamos un momento para cambiar nuestra visión del mundo y actuar de ciertas formas que nos permiten reducir el estrés corporal, lo que estamos haciendo en realidad es cambiar para bien la estructura física y funcional de nuestro cerebro.

Para concluir, aquí van cuatro estrategias adicionales que te ayudarán a mantener los resultados positivos.

- Trabaja el músculo de la gratitud
- Fortalece tus redes sociales sin conectarte
- Programa un tiempo de descanso personal
- Entra en contacto con la naturaleza tan a menudo como puedas

Trabaja el músculo de la gratitud

La ciencia ha hablado: cuanto más agradecidos nos sintamos, mayor será la fortaleza de nuestro cerebro, tanto en términos físicos como emocionales, e incluso espirituales.

Te explicaré con un ejemplo cómo incorporé el concepto «ejercitar la gratitud» frente a las adversidades de mi vida. Hace unos meses recibí un correo electrónico que contenía el enlace a un artículo sobre mí que había aparecido en una revista. El artículo era cualquier cosa menos positivo (una letanía de afirmaciones acusatorias y difamatorias sobre mi persona). El autor lo había publicado justo antes de sacar un libro a la venta, por lo que estaba claro que buscaba llamar la atención hacia su próximo lanzamiento. Mi primera respuesta, desde una zona primitiva del cerebro, fue de rabia, ira y un impulso inmediato de contestarle.

En el transcurso de las horas siguientes, recibí otros correos, esta vez de amigos preocupados por mí que me preguntaban cuál sería mi respuesta. Recuerdo que estaba al teléfono con mi agente literaria y mi editora, y que me preguntaron: «¿Qué piensas hacer?». Mi contestación fue: «Que Dios lo bendiga». Me enfadó que alguien me atacara de esa manera, pero luego me di cuenta de que debía estar agradecido, pues el autor de ese desdeñoso artículo me había dado la oportunidad de experimentar en carne propia el hecho de que no dejo que otros me definan. Esta experiencia fue bastante positiva y no hizo más que fortalecer mi autoestima.

La gratitud se ha estudiado incluso en los laboratorios. En 2015, investigadores de la Universidad de Indiana examinaron a dos grupos de personas que estaban bajo tratamiento por depresión o ansiedad. Pidieron a uno de los grupos que participara en un ejercicio escrito sobre la gratitud, mientras que el otro, que actuó como grupo de control, no participó. La gente que realizó el ejercicio pasó 20 minutos durante las primeras tres sesiones de terapia semanal escribiendo cartas de agradecimiento a las personas importantes de su vida. Tres meses después de terminada la terapia, los participantes de ambos grupos fueron sometidos a un ingenioso experimento utilizando un escáner de resonancia magnética.

Los participantes fueron colocados en un tipo específico de escáner cerebral funcional de imagen por resonancia magnética (IRM), y benefactores ficticios les regalaron diversas cantidades de dinero falso. Para añadir más realismo al estudio, se colocó una pantalla para que los participantes vieran los nombres y fotos de sus benefactores. Los investigadores les dijeron que, si querían expresar su gratitud por el dinero, podían donarlo todo o una parte a un tercero o a una organización de beneficencia. Sé que parece un experimento raro porque es demasiado artificioso, pero los investigadores recopilaron datos reales al decirles a los participantes que recibirían una cantidad de dinero real menos cualquier cantidad que desearan donar a un tercero o a caridad.

Los investigadores observaron que, en promedio, a mayor intensidad de los sentimientos de agradecimiento de una persona y a mayor dinero donado por esta, mayor era la actividad registrada en los encefalogramas, sobre todo en áreas que no suelen asociarse con las emociones. Esto indica que la gratitud es una emoción única que afecta al cerebro de forma muy singular. De hecho, descubrieron que el ejercicio de la gratitud tenía efectos a corto y a largo plazo. Las personas que habían hecho el ejercicio escrito no solo refirieron sentirse más agradecidas dos semanas después, en comparación con el grupo de control, sino que además su cerebro mostraba mayor gratitud hasta meses más tarde. Se habían acostumbrado a sentirse agradecidas.

Me gustaría que te quedaras con la idea de que la gratitud funciona, en especial porque fomenta ciclos de gratitud posteriores. La gratitud se autoperpetúa. Conforme la practiques, te sentirás más sintonizado con ella, lo que te permitirá disfrutar de sus beneficios psicológicos. Según los autores del estudio, el cerebro tiene una especie de «músculo» de la gratitud que puede ejercitarse y fortalecerse (como otras cualidades que también pueden cultivarse a través de la práctica, por supuesto). Si eso es cierto, cuanto más te esfuerces por sentirte agradecido a diario, con más frecuencia aparecerá ese sentimiento espontáneamente en el futuro.

Una de las maneras más fáciles de practicar la gratitud es a través de un diario reservado para este propósito. Intenta dedicar unos minutos al día, quizá antes de acostarte, a anotar algunas de las cosas por las que estás agradecido. Pueden ser cosas pequeñas que te han ocurrido durante la jornada o experiencias más importantes, así como notas de agradecimiento dedicadas a las personas que han tenido un impacto positivo en tu vida. Intenta escribirle a alguien una carta de agradecimiento por el simple hecho de estar en tu vida, ¡y mándasela!

Fortalece tus redes sociales sin conectarte

Una de mis citas favoritas es de la canción «Nature Boy» (1948), de Nat King Cole, y dice que el amor es lo más importante que podemos aprender; es decir, amar y ser amado. Una vez leí que la gente que trabaja en hospitales para enfermos terminales suele oír preguntas como: «¿La gente me quiere?» y «¿Amé de la manera correcta?». Estas personas se encuentran en un punto de su vida en que todas las fuentes triviales de estrés han desaparecido y lo único que les queda es cuestionar su legado de amor. Al fin y al cabo, el amor lo es todo. Con frecuencia pienso en el poder de la compasión y el amor, de los lazos sociales que mantenemos, tanto los que duran mucho tiempo como los breves, pero no por ello menos impactantes. Te contaré una historia real que ilustra bien lo que quiero decir.

Hace treinta años, cuando por fin terminé las prácticas de medicina, recibí una oferta para trabajar con un grupo consolidado de neurólogos en Naples, Florida. Al poco de llegar conocí a Mike McDonnell, un abogado cuyo despacho estaba un piso por encima del nuestro. Mike era bien conocido en el sur de Florida, y muy pronto nos hicimos buenos amigos. Empezamos a pasar las tardes juntos, tocábamos la guitarra y cantábamos con otros amigos. Se volvió una persona tan importante en nuestra vida, que mi novia y yo le pedimos que tocara en nuestra boda y, de hecho, él y su esposa Nina nos acompañaron en nuestra luna de miel. Mike luego fue padrino de nuestra hija Reisha.

Mike recurría a mí para cualquier cuestión médica, y yo lo buscaba para que me asesorara con su impresionante conocimiento de las leyes. A inicios de febrero de 2016, recibí un mensaje de su esposa para el que no estaba preparado en absoluto: «Te necesitamos. Mike se está muriendo». Acudí rápido al hospital y encontré a mi amigo conectado a un respirador artificial, y a su esposa y tres de sus hijos alrededor de su cama. En ese momento comprendí que tenía que asumir el papel de neurólogo y examinarlo de inmediato. Tras revisar sus encefalogramas, supe que Mike había sufrido un derrame cerebral masivo y que su cerebro prácticamente no funcionaba.

Les expliqué a su familia y amigos la gravedad de la situación. Hicimos el papeleo para transferir a Mike a la unidad de cuidados intensivos, donde permaneció estable mientras continuó con soporte vital. Por fortuna, esto permitió a todos sus hijos llegar al hospital y estar presentes en sus últimos minutos de vida.

A las 23.14, Mike nos dejó.

Pensé mucho en Mike todo el día siguiente y hasta entrada la noche. Quiso la suerte que uno de sus amigos más cercanos, y también mío, estuviera tocando el piano en un restaurante local. Durante su interpretación, mencionó que habíamos perdido a un amigo cercano el día anterior. Después de cenar, pasamos esa noche entre amigos hablando sobre Mike y su muerte. Cuando volvimos a casa, me puse enfermo, con escalofríos y náuseas. Conseguí dormirme a las dos de la madrugada. Cuando desperté al día siguiente, supe que algo no andaba bien.

Habíamos planeado rendir homenaje a Mike al día siguiente, así que recopilamos fotografías suyas para hacer una retrospectiva. Resultó que no solo teníamos montones de fotografías, sino también un DVD con una presentación de nuestro grupo musical para un evento de beneficencia que habíamos organizado años atrás. Después de ver el vídeo con mi esposa e hija, sentí que debía echarme en el sofá. No sabía qué me pasaba, pero estaba mareado y mi corazón latía muy rápido. Entonces comencé a perder la visión. Le dije a mi esposa cómo me sentía y ella llamó a emergencias. Los bomberos entraron en el salón de mi casa antes de que llegara la ambulancia. Uno de ellos me preguntó cómo me sentía y le expliqué que tenía taquicardia. Me preguntó si había estado estresado o si había sufrido algún episodio estresante, y entonces rompí a llorar y le expliqué que había perdido a mi amigo. El bombero creía que mis síntomas estaban relacionados con la ansiedad y me recomendó que respirara hondo varias veces e intentara relajarme. Mi mente médica, sin embargo, si bien aceptaba el hecho de que me encontraba en un estado de angustia, me decía que había algo más, sobre todo después de tomarme el pulso y ver que, además de acelerado, era irregular.

Cuando llegó la ambulancia, estaba claro que mi corazón latía de manera errática, con una frecuencia de hasta 170. Me llevaron al hospital, donde me administraron un medicamento por vía intravenosa para desacelerar mi corazón; pero no funcionó, ni siquiera después de dos intentos. Llegados a ese punto, me transfirieron a la unidad de cuidados intensivos. Aumentaron la dosis del medicamento para disminuir mi frecuencia, pero esta permaneció peligrosamente elevada. Bob, el enfermero de cuidados intensivos, me explicó que había alcanzado la dosis máxima del medicamento y que era necesario administrar un segundo fármaco. Yo sabía que si fallaban, me vería sometido a un procedimiento de cardioversión, que es una manera elegante de decir que recibiría descargas eléctricas en el corazón para intentar que volviera a su ritmo normal.

Cuando llegó la noche, me puse a conversar con Bob. Me contó que había trabajado como enfermero en la unidad de traumatología de una sala de urgencias y compartió conmigo algunas de sus experiencias allí. Mientras lo escuchaba, me conmovió la compasión que mostraba hacia mí y sus deseos de que yo me mejorara. Ajustó con cuidado mis medicamentos mientras seguía contándome algunos de los acontecimientos más importantes de su vida.

Mientras hablaba, cerré los ojos y de repente sentí una inmensa oleada de gratitud, no solo por mi amistad con Mike, sino también por mi recién establecido vínculo con Bob, quien me estaba cuidando y compartiendo cosas de su vida conmigo. Solo puedo describir ese sentimiento como amor. Fue en ese momento, al sentirme inundado por la emoción, cuando mi frecuencia cardíaca de pronto volvió a la normalidad.

Como imaginarás, dormir en una unidad de cuidados intensivos es difícil. Me desperté varias veces durante la noche, y cada vez revisaba el monitor de frecuencia que había detrás de mi cama para verificar que mi frecuencia cardíaca seguía normal. Cuando me desperté poco después de las cuatro de la madrugada, la pantalla no mostraba pulso alguno. Me había muerto. Pensé «Estoy soñando», pero estaba despierto. Estiré la mano y vi que uno de los cables se había desconectado. Lo reconecté al instante y de inmediato se restableció el registro de mi ritmo cardíaco en la pantalla.

Para cuando llegó el cardiólogo a la mañana siguiente, yo ya estaba levantado y haciendo yoga. Mi corazón y mis signos vitales parecían normales y me dieron el alta sin prescripción alguna, salvo la recomendación de tomar aspirina.

Con el paso de los años, me han preguntado muchas veces lo mismo: «¿Por qué te metiste en medicina integral?». Y siempre contesto que no hubo ninguna epifanía. Sin embargo, puedo afirmar con total honestidad que la experiencia clínica, primero con Mike y luego con Bob, ha sido algo importante y crucial en mi vida. Cuando salí del hospital era un hombre diferente. Aunque con los años he escrito y dado conferencias sobre los efectos nocivos del estrés, esos eventos transformaron mis creencias. Pero lo más importante es que me ayudaron a entender por completo el significado del amor. Si bien sentimos amor por nuestros familiares y amigos, sentir amor y gratitud hacia otros, incluso aunque sean desconocidos, era algo nuevo para mí, pero ahora lo atesoro como parte esencial de mi vida. Y ese fue el último regalo que me dio Mike. Falleció el mismo año que mi padre. Mi padre fue un médico entregado que a lo largo de su vida siempre hizo hincapié en la importancia de la compasión hacia los demás.

Cuando eres amado y profesas amor de verdad, cada célula de tu cuerpo trabaja al máximo de su capacidad. Si el amor es el ingrediente más importante para alcanzar la salud y el bienestar, no conozco una mejor manera de permanecer en el camino de la curación constante que amar tanto como puedas y gozar de las recompensas. Y eso se logra mediante redes sociales fuertes y duraderas. Da la bienvenida a aquellas personas que lleguen de forma inesperada a tu vida, como yo hice con Bob, y fortalece los lazos con quienes han estado contigo durante más tiempo. Uno nunca sabe cuándo va a necesitar a esas personas en situaciones difíciles o cuándo va a tener que afrontar una tragedia.

Sin duda, las relaciones sociales cambian nuestra fisiología y nuestra sensación de bienestar. La calidad de nuestra salud depende de la calidad de nuestras relaciones, desde las que tenemos con otras personas hasta la que tenemos con nosotros mismos. Investigaciones recientes han demostrado que los vínculos que mantenemos con otras personas fomentan la longevidad. En 2015, un equipo de investigadores de la Universidad de Carolina del Norte en Chapel Hill estudió cómo afectan las relaciones sociales a nuestra salud. En particular les interesaba saber cómo las relaciones sociales se cuelan debajo de la piel e influyen en el bienestar fisiológico de la gente conforme envejece. Algunas de las preguntas que trataban de responder eran: ¿en qué momento de la vida aparecen estos efectos? ¿Qué implican? ¿Los efectos cambian conforme la persona envejece? ¿Cuánto pueden durar?

Tras examinar los datos de cuatro larguísimas encuestas realizadas a 14.600 estadounidenses de 12 a 85 años de edad, los investigadores centraron su atención en varios parámetros. En términos de vínculos sociales, consideraron la integración social, el apoyo social y el estrés. Para analizar el lado biológico del experimento, tuvieron en cuenta cuatro medidores de salud comunes: el índice de masa corporal (un factor de peso y altura), la circunferencia de la cintura, la tensión arterial y los niveles de proteína C-reactiva para evaluar la inflamación sistémica. Estos bioindicadores se asocian con el riesgo de desarrollar muchas enfermedades, incluidas cardiopatías, derrames, demencia y cáncer. Los resultados dieron pocas sorpresas en algunos parámetros y fueron inesperados en otros. Gracias a investigaciones previas, sabíamos que las personas de edad avanzada que contaban con una red social más amplia vivían más que quienes no. Pero esta era la primera vez que un estudio demostraba que los vínculos sociales disminuían los riesgos de enfermedad en personas de todas las edades, desde los más jóvenes hasta los más viejos. Entre los hallazgos más increíbles se observó que el aislamiento social en los adolescentes contribuía a un nivel de inflamación tan dañino como el causado por la falta de actividad física, mientras que una red social sólida los protegía contra la obesidad. También se descubrió que el aislamiento social en adultos puede ser un factor de riesgo mayor que la diabetes en el desarrollo y tratamiento de la tensión arterial; y que en las personas de mediana edad la calidad de los vínculos sociales es más importante que la cantidad.

Podemos aprovechar varios aspectos de este estudio tan completo e innovador en cualquier etapa de la vida en que nos hallemos. Las relaciones sociales que mantenemos son importantes para la salud, y la calidad es más importante que la cantidad. ¿Qué tal te relacionas con otras personas? ¿Tienes un círculo de amigos de confianza? ¿Tu matrimonio es gratificante o fuente de estrés y dificultades? ¿Te afecta recibir malas noticias o que alguien en tu círculo de amigos, colegas o conocidos te moleste? ¿Altera eso tu calidad de vida? ¿Te gustas?

Cultivar relaciones saludables empieza por mantener una relación saludable contigo mismo. Esto te permitirá extender tu amor propio hacia los demás y todo lo que te rodea. Cuanto más contento estés con tus relaciones, más fácil te será tomar buenas decisiones en todos los ámbitos.

Pese a que ahora existen cantidad de dispositivos y aplicaciones para mantener el contacto con los demás, también hay más personas que se sienten solas. Da la impresión de que cuantas más conexiones artificiales establecemos a través de las redes sociales, menos tiempo pasamos realmente con las otras personas. Trata de nutrir tus relaciones de formas auténticas e íntimas. Haz planes para pasar más tiempo con la gente que te inspira, motiva y reduce tu estrés. No dependas de las redes sociales virtuales. Las plataformas electrónicas tienen su lugar en el mundo, pero no puedes utilizarlas como sustituto de las interacciones cara a cara. Sal, haz cosas con otras personas o prueba una actividad nueva en pareja o en grupo. He aquí algunas ideas:

- Planea una cita nocturna (por ejemplo, película y cena) con tu pareja o tu mejor amigo o amiga por lo menos una vez a la semana o dos veces al mes. Podéis salir o preparar juntos la cena en casa y ver una película en el sofá.

- Organiza cenas con tus amigos todas las semanas. Puede ser una cena en la que cada uno contribuya con algún plato diferente.

- Forma un grupo de senderismo o de caminata con amigos y reuníos semanalmente una mañana que elijáis.

- El fin de semana, llama por teléfono por lo menos a un buen amigo o a una amiga que viva lejos y poneos al día.

- Establece un ritual diario con la persona más cercana a ti, sea tu pareja, tu mejor amigo o amiga, o un niño con edad suficiente para participar en este ejercicio. El ritual puede ser cualquier cosa, desde una simple charla en la que os contéis cómo os ha ido el día o a qué le estás dando vueltas en la cabeza, hasta compartir unas líneas de un libro de citas célebres o proverbios. Mi esposa y yo compartimos una cita o pasaje cada mañana. Para nosotros es una manera de recordar lo que es importante y significativo en la vida, y nos ayuda a acercarnos más. Esas lecturas matutinas siguen con nosotros a lo largo del día. Con frecuencia me sorprendo pensando en la cita que compartimos por la mañana.

- Establece algunos hábitos no negociables en tu vida, como salir del trabajo a las 17.30 todos los días para, por ejemplo, que te dé tiempo a estar con tus hijos. Disfruta de los domingos familiares, desconecta todos tus dispositivos electrónicos y céntrate en las relaciones presenciales. Reserva por lo menos un día en el que no utilices ni un solo dispositivo electrónico.

Fortalecer las relaciones personales en la vida real tiene un efecto tan poderoso en la salud y el bienestar como cualquier otra estrategia de apoyo.

Programa un tiempo de descanso personal

¿Alguna vez te has sentido enfermo, dolorido, enojado, frustrado, exhausto, abrumado y con ganas de tomarte un descanso? ¿Programas un tiempo de descanso personal con regularidad? Decir que hay que «relajarse» para «reducir el estrés» es casi un cliché, pero hoy en día es más importante que nunca porque damos demasiada importancia a estar ocupados. La tecnología nos brinda la oportunidad de estar entretenidos constantemente, pero también genera distracción y cansancio. Algunos estudios neurocientíficos de reciente aparición demuestran, por ejemplo, que la excesiva dependencia de los dispositivos electrónicos altera nuestras capacidades reflejas. Utilizamos el teléfono móvil más de lo que pensamos. En 2015, un artículo publicado en la revista *PLOS ONE* reveló que la gente subestima mucho el uso del teléfono. Seguramente piensas que de media utilizas tu móvil unas 37 veces a lo largo del día (es lo que pensaban los que participaron en ese estudio), pero ¡el promedio se acerca a 85! Y es probable que a lo largo del día pases unas cinco horas pegado al teléfono.

Pasamos más de una cuarta parte del día sumergidos en un abrumador océano de información. Parte de esa información es valiosa, pero el resto es comida basura para el cerebro. Este bombardeo masivo de información digital podría dificultar que aprendamos, que recordemos cosas o que utilicemos nuestra creatividad. Algunos ya ni siquiera aprovechan las vacaciones pagadas. Sin embargo, programar un tiempo de descanso personal, para que el cuerpo se recupere del estrés, se renueve y se llene de energía, es esencial. Crea el hábito de mantener conversaciones profundas y libres de distracciones contigo mismo durante ese tiempo personal. Asegúrate de que los diálogos internos te ayudan a mantener una actitud alegre, positiva y centrada en el presente.

Científicos de la Universidad de California, en San Francisco, han documentado que, cuando las ratas experimentan algo nuevo, como encontrar un área nueva, su cerebro muestra patrones de actividad nuevos. Sin embargo, esta experiencia no llega a consolidarse como un recuerdo permanente en su cerebro si no se toman un descanso después de la exploración. Los investigadores afirman que estos hallazgos son aplicables al aprendizaje humano. El descanso permite que el cerebro se relaje un poco y registre las experiencias que ha tenido, convirtiéndolas en recuerdos permanentes a largo plazo. Si el cerebro se mantiene estimulado constantemente, este proceso podría enlentecerse.

El cuidado personal comienza con el autodescubrimiento. Es importante que nos detengamos a analizar nuestros pensamientos y examinemos nuestras metas con regularidad. Deberíamos hacerlo a diario, semanal, mensual y anualmente. He aquí algunas ideas:

- Fija una hora del día en la que apagarás el móvil y no responderás a llamadas, correos electrónicos o mensajes que no sean urgentes, y dedícate a realizar unas cuantas respiraciones profundas. Esto calmará tu cuerpo y tu mente y te ayudará a evaluar cómo te sientes y en qué piensas. Hazlo así: siéntate cómodamente en el suelo, cierra los ojos y asegúrate de que tu cuerpo está relajado aligerando toda la tensión del cuello, los brazos, las piernas y la espalda. Inhala por la nariz tanto como puedas, y siente cómo suben el diafragma y el abdomen al tiempo que el estómago se infla. Cuando creas haber alcanzado el límite de tu capacidad pulmonar, aspira aún otro poco. Exhala despacio hasta haber expulsado todo el aire de los pulmones. Haz al menos cinco series de respiraciones profundas. Después, abre los ojos y pregúntate si te sientes bien y con energía en general. Para algunos, el momento ideal es justo después de levantarse por la mañana, antes de mirar cualquier dispositivo digital. También puedes programar una alarma en el teléfono todos los días a las 15 h. Conviértelo en una rutina diaria. Otra idea es terminar la sesión de respiraciones con una cita inspiradora. En el cuadro de la p. 197 encontrarás algunos ejemplos.

- Hazte preguntas generales semanal o mensualmente. Pregúntate si estás satisfecho, cómo te sientes físicamente o cómo van tus relaciones personales. ¿Hay alguien con quien deberías pasar más tiempo? ¿Alguien que sería mejor alejar de tu vida? ¿Cuáles son tus fuentes de estrés y ansiedad? ¿Cómo puedes empezar a remediarlas?

- Establece nuevos objetivos y ponte retos anuales. Considera metas ambiciosas, cualquier cosa que quieras lograr y que requiera un plan a largo plazo. ¿Qué te gustaría hacer el próximo año o durante la próxima década?

¿Cambiar de empleo? ¿Perfeccionar alguna habilidad? ¿Probar un nuevo pasatiempo? ¿Empezar un negocio? ¿Subir el Kilimanjaro? ¿Viajar por el mundo? ¿Realizar más voluntariado? ¿Inscribirte en un taller de arte? ¿Irte de retiro un fin de semana? ¿Escribir una novela?

Como ya he dicho, registrar en un diario tus pensamientos, metas, sentimientos, ansiedades y los eventos más significativos de tu vida puede ser de gran ayuda. Te permite revisarlos después, ayuda a apaciguar las preocupaciones y te vuelve responsable (en la p. 215 encontrarás una lista de los tipos de diario que puedes llevar).

Leer una cita motivadora, corta pero significativa, es una buena forma de terminar una sesión de respiración. He aquí treinta citas para empezar.

1. Si no cambias de dirección, podrías llegar a donde te diriges. LAO TZU

2. Si no es ahora, ¿cuándo? RABBI HILLEL

3. Las mejores y más bellas cosas del mundo no pueden verse ni tocarse, deben sentirse con el corazón. HELEN KELLER

4. Debemos dejar la vida que hemos planeado para aceptar la que nos está esperando. JOSEPH CAMPBELL

5. Nuestra mayor debilidad radica en rendirnos. La manera más segura de tener éxito es intentarlo de nuevo. THOMAS A. EDISON

6. No consultes tus miedos, sino tus esperanzas y sueños. No pienses en tus frustraciones, sino en tu potencial no realizado. No te preocupes por lo que has intentado y ha salido mal, sino por aquello que aún puedes lograr. JUAN XXIII

7. Si quieres hacer feliz a los demás, practica la compasión. Si quieres ser feliz, practica la compasión. DALÁI LAMA

8. La perseverancia no es una carrera larga; son muchas carreras cortas, una tras otra. WALTER ELLIOT

9. La paciencia y la perseverancia tienen el efecto mágico de hacer que las dificultades y los obstáculos desaparezcan. JOHN QUINCY ADAMS

10. Al expresar gratitud, jamás debemos olvidar que el mayor agradecimiento no se expresa con palabras, sino viviendo en consonancia con ellas. JOHN F. KENNEDY

11. El verdadero éxito es sobreponerse al miedo de no tener éxito. PAUL SWEENEY

12. La paz no es la ausencia de conflicto; es la capacidad de manejar el conflicto por medios pacíficos. RONALD REAGAN

13. Una vez que aceptamos nuestros límites es cuando los superamos. ALBERT EINSTEIN

14. Dios, dame serenidad para aceptar aquello que no puedo cambiar, valor para cambiar aquello que sí puedo y sabiduría para reconocer la diferencia. La oración de la serenidad

15. La única y verdadera seguridad no radica en tener o poseer; tampoco en exigir o esperar; ni siquiera en la esperanza misma. La seguridad de una relación no radica en mirar atrás, a lo que era, ni en mirar hacia delante, a lo que podría ser, sino en vivir el presente y aceptarlo como es ahora. ANNE MORROW LINDBERGH

16. Nunca te rindas y ten siempre confianza en lo que hagas. Habrá momentos difíciles, pero las dificultades a las que te enfrentes te darán mayor determinación para alcanzar tus objetivos y salir victorioso frente a la adversidad. MARTA VIEIRA DA SILVA

17. Valoraré más a quien sea mi amigo en la adversidad. Puedo confiar más en quienes me ayudan a aliviar la melancolía durante mis momentos oscuros que en quienes están listos para disfrutar conmigo el brillo de mi prosperidad. Ulysses S. Grant

18. La fe es el ave que siente la luz cuando el amanecer aún no llega. Rabindranath Tagore

19. Existen dos días importantes en la vida de una persona: el día en que nace y el día en que descubre para qué. William Barclay

20. La educación nunca termina. Leer un libro y aprobar un examen no quiere decir que has terminado con tu educación. La vida entera, desde el momento en que nacemos hasta el momento en que morimos, es un proceso de aprendizaje. Jiddu Krishnamurti

21. Tu tarea no es buscar el amor, sino simplemente buscar y encontrar todas las barreras dentro de ti mismo que has construido en su contra. Jalal Al-Din Rumi

22. Quien esté libre de pecado, que tire la primera piedra. Jesucristo

23. Podrías buscar en todo el universo alguien que merezca tu amor y cariño más que tú, pero jamás encontrarías a esa persona. Como cualquier otra persona en el universo, tú eres quien merece tu amor y cariño. Buda

24. Sentimos que lo que hacemos no es más que una gota en el océano. Pero el océano sería menos si no fuera por esa gota. Madre Teresa

25. Debemos dar la bienvenida al futuro recordando que pronto se convertirá en el pasado. Debemos respetar el pasado recordando que en algún momento fue todo lo humanamente posible. George Santayana

26. A pesar de todo, creo que en el fondo la gente es realmente buena. Anna Frank

27. Lo único peor que ser ciego es tener vista pero no tener visión. HELEN KELLER

28. Al final, lo que cuenta no son los años de vida, sino la vida en tus años. ABRAHAM LINCOLN

29. No importa lo lento que vayas, siempre y cuando no te detengas. CONFUCIO

30. Acepta los retos para experimentar el júbilo de la victoria. GEORGE S. PATTON

Entra en contacto con la naturaleza tan a menudo como puedas

Nuestros ancestros solían trabajar y vivir principalmente al aire libre, pero en la actualidad muy pocas personas lo hacen. Vivimos y trabajamos encerrados y atados a los dispositivos electrónicos, las sillas, los sofás, las reuniones y las responsabilidades. Hay una razón biológica que explica por qué salir a caminar, practicar senderismo o hacer actividades al aire libre resulta tan vigorizante. Estar en el exterior, entre las plantas y otros seres vivos, intensifica la sensación de bienestar debido a una amplia gama de reacciones químicas, incluido un efecto calmante para la mente y el sistema nervioso.

Durante el día, entra en contacto con la naturaleza tan a menudo como puedas, tanto si vives en una ciudad grande como en una zona rural. Encuentra un parque donde caminar a diario después del almuerzo. Cuando estés en el trabajo, trata de sentarte cerca de una ventana con vistas al exterior, y en casa coloca una silla frente a la ventana con la mejor vista que tengas. Observa el movimiento de los árboles con el viento y escucha a los pájaros y demás criaturas. Planifica tus ejercicios en el exterior cuando el clima sea agradable. Empápate del aire y el paisaje cuando visites zonas con agua o regiones montañosas. Disfruta de la primera luz del alba y de los atardeceres. Mira las estrellas en las noches despejadas. Y no olvides llevar un poco del exterior al interior de tu hogar. Decora las habitaciones y tu oficina con plantas vivas (en la siguiente sección encontrarás algunas ideas); mantendrán el aire limpio, te acercarán a la madre naturaleza y, como verás a continuación, te ayudarán a desintoxicar el entorno.

DESINTOXICA TU ENTORNO

Diré una obviedad: vivimos en un mar de sustancias químicas dañinas. Los científicos que miden la supuesta absorción corporal o los niveles de toxinas en los tejidos humanos afirman que prácticamente todos los habitantes de Estados Unidos, con independencia de su lugar de residencia o su edad, almacenan niveles medibles de sustancias sintéticas, muchas de las cuales son liposolubles, por lo que se almacenan en el tejido adiposo durante un tiempo indefinido. Me gustaría que se hiciera más por controlar la proliferación de estas sustancias en lugar de solo medirlas. Por desgracia, los investigadores tardan años, décadas incluso, en recopilar las evidencias necesarias para que el gobierno justifique la creación de regulaciones y normas nuevas, o incluso para que retire productos peligrosos del mercado. En 2014 se publicó un metaanálisis en el *Journal of Hazardous Materials* que examina 143.000 artículos científicos para rastrear los patrones de aparición y desaparición de sustancias químicas tóxicas. El estudio expuso una triste realidad: se tarda una media de catorce años en tomar las medidas adecuadas. Así que tenemos que arreglárnoslas solos.

La buena noticia es que el plan integral de *Más allá de tu cerebro* te ayudará a hacer precisamente eso. No esperes a que en la etiqueta ponga que es peligroso para eliminarlo de tu vida; ante la duda, elimínalo de tu vida.

Ya expuse mis argumentos en contra del glifosato, el principal ingrediente del herbicida Roundup de Monsanto. Te daré algunas ideas adicionales para purificar tu estilo de vida:

- Cuando compres alimentos enlatados, asegúrate de que las latas no llevan BPA. Busca «recubrimiento sin BPA» en la información de la lata.
- Evita el uso de sartenes y otros utensilios de cocina antiadherentes. Los utensilios recubiertos con teflón contienen ácido perfluorooctanoico, o PFOA, que la Agencia de Protección Ambiental de Estados Unidos ha etiquetado como posible carcinógeno. Compra utensilios recubiertos con hierro o cerámica, o hechos de vidrio o acero inoxidable.
- Minimiza el uso del microondas. Nunca coloques utensilios de plástico, tampoco papel plástico, dentro del microondas. No cubras los alimentos calientes con plástico, pues este libera partículas nocivas que son absorbidas por los alimentos.
- Evita las botellas de agua de plástico, o por lo menos aquellas que tengan la etiqueta «PC», que significa

policarbonato, o en las que en la etiqueta de reciclaje ponga 3, 6 o 7 dentro del triángulo pequeño. Compra botellas reutilizables hechas de acero inoxidable aptas para uso alimenticio o de vidrio.

- En cuanto a los artículos de tocador, desodorantes, jabones, cosméticos y productos de belleza en general, ve cambiando de marca. Recuerda que la piel es una de las principales vías de entrada en tu cuerpo y que lo que pongas en ella puede meterse en él y dañarlo. Busca productos orgánicos y que representen alternativas saludables. Se ha demostrado que los interruptores endocrinos (EDC, por sus siglas en inglés) alteran el metabolismo normal e incluso fomentan el aumento de peso. Los más insidiosos son:

  - Clorhidrato de aluminio (en desodorantes).
  - Dietilftalato (en perfumes, cremas y otros productos de cuidado personal).
  - Formaldehído y formalina (en esmaltes de uñas).
  - «Fragancias» y «perfumes» (en perfumes, lociones y otros productos de cuidado personal).
  - Todos los tipos de parabenos: metil, propil, isopropil, butil e isobutil (en cosméticos, lociones y otros productos de cuidado personal).
  - Polietilenglicol/Ceteareth (en productos para el cuidado de la piel).
  - Laurilsulfato sódico (SLS), lauril éter sulfato de sodio (SLES) y laurilsulfato de amonio (ALS) (en gran variedad de productos: champús, jabones líquidos para manos, detergentes, tintes para el cabello

y agentes blanqueadores, dentífricos, bases para maquillaje y sales o aceites para baño).

- Trietanolamina (TEA) (en productos para el cuidado de la piel).
- Tolueno y ftalato de dibutilo (DBP) (en esmaltes de uñas).
- Triclosán y triclocarbono (en jabones antibacteriales y algunos dentífricos).

- Compra limpiadores, detergentes, desinfectantes, blanqueadores, quitamanchas y demás productos de limpieza que no contengan sustancias químicas sintéticas; busca las marcas que utilicen ingredientes naturales no tóxicos. O elabóralos tú mismo: puedes fabricar productos de limpieza sencillos, efectivos y baratos a partir de bórax, polvo para hornear, vinagre y agua (véase el cuadro de la p. 205).

- El aire de los interiores es notablemente más tóxico que el del exterior debido a las partículas provenientes de los muebles, los aparatos electrónicos y otros artículos domésticos. Ventila bien tu casa e instala filtros de aire tipo HEPA (de alta eficiencia). Abre las ventanas para que se ventile de manera natural.

- Plantas como las cintas, el aloe vera, los crisantemos, las margaritas gerbera, los helechos, las hiedras y los filodendros desintoxican el ambiente de forma natural. Decora tu casa con tantas plantas como te sea posible.

- Al comprar ropa, telas, muebles o colchones tapizados, elige artículos hechos con telas naturales y que no contengan revestimientos resistentes al fuego, a las manchas o al agua. En algunos lugares se exige que los productos tengan cierta cantidad de revestimientos resistentes al fuego, pero trata de encontrar los productos más naturales.

- Limpia el suelo y las ventanas cada semana.
- Pide recomendaciones en la floristería de tu barrio o al personal de los viveros sobre productos sin pesticidas ni herbicidas que puedas utilizar en tu jardín para controlar las plagas.

TRES PRODUCTOS DE LIMPIEZA CASEROS

Ambientador y limpiador multiusos
½ taza de bicarbonato de sodio
2 litros de agua tibia
Combina los ingredientes en un pulverizador

Limpiacristales
4 tazas de agua
1 taza de vinagre blanco
½ taza de alcohol medicinal al 70 %
2-4 gotas de aceite esencial (opcional, para aromatizar)
Combina los ingredientes en un pulverizador

Desinfectante
2 cucharaditas de bórax
¼ de taza de vinagre blanco
3 tazas de agua caliente
Combina los ingredientes en un pulverizador

Eliminar los productos dudosos y reemplazarlos por alternativas puede sonar un tanto abrumador, pero no tiene por qué ser estresante y no es necesario que lo hagas todo el mismo día. Una habitación o un producto cada vez. Hazlo lo mejor que puedas según tu economía y lo que estés dispuesto a cambiar. Como parte de las tareas diarias durante el plan de alimentación de 14 días, te pediré que realices una que te ayude a desintoxicar tu entorno.

Sin embargo, antes de llegar a eso, hay un paso más que te ayudará a combinar todas estas ideas: planifica según tus necesidades.

7

Paso 3: Planifica según tus necesidades

El cuerpo ama y ansía la constancia y la regularidad, de modo que se rebelará sutilmente si alteras la sincronía de sus ritmos naturales a la fuerza. Esta es en parte la razón por la que viajar a través de diferentes zonas horarias y abandonar la rutina de forma temporal puede ser difícil e incómodo. Tu cuerpo es inteligente y hará todo lo que pueda por volver a su rutina habitual lo más rápido posible. Una de las maneras más sencillas de reducir el estrés innecesario en el organismo y mantener un estado homeostático equilibrado es llevar una rutina diaria y constante durante un año, incluidos fines de semana y vacaciones. Esto requiere que planifiques tus días con bastante anticipación.

Las obligaciones laborales, las exigencias sociales y los eventos inesperados nos llevan a romper esta norma de vez en cuando, pero intenta regularizar por lo menos los tres aspectos de tu vida que tienen mayor impacto en la salud: los horarios de comida, el ejercicio y el sueño. Al hacerlo, notarás una diferencia en cómo te sientes y te será más fácil mantener una rutina y estar mejor preparado para los retos imprevistos que puedan desviarte de tu nuevo estilo de vida regido por el plan integral de *Más allá de tu cerebro*.

CUÁNDO COMER

Las calorías no saben qué hora es, pero tu cuerpo sí, lo que significa que recibirá las calorías de manera diferente dependiendo de varios factores, entre ellos, como imaginarás, la hora que sea.

Cada uno de nosotros posee un sistema interno de relojes biológicos que ayuda a que el cuerpo maneje y controle su ritmo circadiano, que es la percepción que tiene nuestro organismo del día y de la noche. Este ritmo está definido por los patrones de actividades repetidas que se relacionan con las 24 horas del día solar y que incluyen el ciclo del sueño, el aumento y la reducción de hormonas y los cambios de temperatura corporal. Hace poco se descubrió que estos relojes están «mal sincronizados» cuando no funcionan de modo adecuado, lo que puede provocar trastornos alimenticios o problemas de peso. Por ejemplo, se sabe que las personas obesas suelen tener ritmos circadianos interrumpidos, lo que lleva a que coman con mucha frecuencia y a horas irregulares, sobre todo por la noche. La gente obesa también suele sufrir apnea del sueño, lo que altera el ritmo del sueño, y, como ya sabemos, la falta de sueño puede desequilibrar las hormonas del apetito —como la leptina y la ghrelina— y agudizar los problemas.

En el capítulo 4 te di algunos parámetros para hacer un ayuno intermitente, como sugerir que te saltes el desayuno una o dos veces por semana o ayunar durante 72 horas unas cuatro veces a lo largo del año. Como consejo adicional, recomiendo que consumas la mayor parte de las calorías diarias antes de las 15 h. y que evites las cenas abundantes. De hecho, evita comer en las cuatro horas previas a acostarte. Puedes beber agua o té descafeinado, pero mejor si no bebes nada media hora antes de irte a la cama, si no te despertarás a mitad de la noche para ir al baño.

Hace poco se descubrió la importancia de almorzar antes de las 15 h. gracias a un estudio realizado en Murcia, España, por investigadores del Brigham and Women's Hospital de Harvard, la Universidad de Tufts y la Universidad de Murcia. El almuerzo es la comida principal de los españoles. El estudio se realizó con el mismo total de calorías diarias, de actividad física y de horas de sueño; y, para sorpresa de los investigadores, las personas que almorzaban más tarde tuvieron mayores dificultades para perder peso. Todos los participantes (420 personas) padecían sobrepeso u obesidad, y todos siguieron el mismo programa de pérdida de peso durante cinco meses. Pero no almorzaban a la misma hora y no experimentaron la misma pérdida de peso. La mitad de los participantes comía antes de las 15 h y la otra mitad, después. En el transcurso de las veinte semanas, los que almorzaban temprano perdieron alrededor de 10 kilos, mientras que los otros solo se deshicieron de unos 8 kilos y a un ritmo mucho más lento.

Sabemos por intuición que comer en exceso hacia el final del día no es buena idea. Es la hora en la que probablemente estamos más cansados, hasta nuestro cerebro está agotado de tomar decisiones, por lo que cedemos a cenar sin control y a elegir comidas poco saludables y postres. Esto ocurre en particular cuando hemos tenido un día pesado, nos hemos saltado el almuerzo o sobrevivimos a base de productos procesados y tentempiés bajos en nutrientes. Si ha pasado mucho tiempo desde la última comida y no hemos consumido suficientes calorías temprano, es fácil caer en la tentación de atiborrarse a la hora de la cena porque el cuerpo busca compensar las calorías perdidas. Es un asalto biológico y metabólico. Para evitar esta situación y maximizar las necesidades energéticas de tu cuerpo, te recomiendo que sigas los siguientes consejos:

- Durante el fin de semana, planifica el horario de comidas de la semana siguiente a partir de la cantidad de trabajo y las responsabilidades personales que hayas anotado en tu calendario. Puedes utilizar tu diario (véase p. 185). Selecciona uno o dos días en los que te saltarás el desayuno; esos días, asegúrate de comer un almuerzo rico en nutrientes entre las 11.30 y las 13 h.
- Elabora una lista de la compra según las comidas que hayas planificado. No olvides incluir tentempiés. Haz las compras antes de que empiece la semana. No quieras despertarte el lunes y buscar frenéticamente en la cocina algo para desayunar o algo fácil de llevar para el almuerzo.
- Piensa en qué comidas y tentempiés puedes llevarte para almorzar fuera de casa.

Cuanto más planifiques tus hábitos alimentarios, desde a qué hora comes hasta lo que comes, más automático te resultará seguir el plan y cosechar sus saludables recompensas. Lo mismo ocurrirá con el ejercicio.

CUÁNDO EJERCITARTE

En términos físicos, el cuerpo suele estar más fuerte al final de la tarde y una vez entrada la noche debido al aumento de la temperatura corporal y de ciertas hormonas como la testosterona, pero esto no significa que tengas que realizar actividades físicas precisamente a esas horas. Planifica tus horas de ejercicio como mejor te vaya. Es mucho más importante hacer ejercicio que preocuparte por cuál es la «mejor» hora para activar tu cuerpo. A algunas personas les gusta correr temprano por la mañana, mientras que otras prefieren terminar el día con una buena rutina de ejercicio.

Sin embargo, ten en cuenta que una hora de ejercicio intenso no borrará los efectos de permanecer sentado el resto del día. Un creciente número de estudios e investigaciones revelan que es completamente posible realizar mucha actividad física y a pesar de ello tener mayor riesgo de sufrir enfermedades o muerte prematura (igual que los muchos hábitos saludables que tengas no contrarrestan los efectos nocivos del tabaco). La mayoría de nosotros apenas movemos un dedo para ir de casa a la oficina, y de regreso nos sentamos en el sofá a ver la televisión. Incluir mayor cantidad de actividad física en la jornada diaria, con independencia del tipo de trabajo que tengamos, depende de nosotros. Utiliza tu creatividad para transformar esos actos que no requieren mucho esfuerzo en tareas que exijan algún tipo de movimiento. Sube por las escaleras. Aparca lejos del edificio al que tienes intención de entrar. Utiliza auriculares para hablar por teléfono y levántate a andar mientras lo haces. Camina unos 20 minutos durante la hora del almuerzo. Busca más oportunidades para mantenerte activo a lo largo del día. He aquí algunos consejos adicionales:

- Cuando organices las comidas de la semana siguiente, planifica las horas de actividad física y el tipo de ejercicio que realizarás; lleva un diario (véase p. 215). Recuerda que el mínimo es 20 minutos de ejercicio cardiovascular seis días a la semana con ejercicios de peso unas tres o cuatro veces por semana. Dedica algo de tiempo también a los estiramientos. Decide qué días harás ejercicio más intenso y aquellos en los que será más leve (mira el plan de muestra a continuación). En tu séptimo día de «descanso» (que no debe ser necesariamente domingo), planea algún tipo de actividad tranquila, como salir a caminar con un amigo o tomar una clase de yoga meditativo. Un día de descanso no quiere decir que debas pasar toda la jornada inactivo.
- Si tienes trastornos del sueño o te cuesta dormir durante la noche, trata de calentar un poco el cuerpo al aire libre durante las primeras horas de la mañana. La exposición a la luz del sol (por ejemplo, un paseo en bicicleta por la mañana, una caminata o conducir hacia una clase de baile) no tarda en reiniciar de forma eficaz tu ritmo circadiano. También se ha demostrado que el ejercicio matutino reduce la tensión arterial a lo largo del día y provoca una disminución adicional del 25 %

en la noche, lo cual se asocia a una mejor calidad del sueño.

He aquí un ejemplo de plan de ejercicios para alguien con una buena condición física inicial que quiera fortalecer los músculos con entrenamientos de alta intensidad y mayores períodos de actividad moderada a lo largo de la semana. En este plan el día «libre» es el miércoles. Planifica los entrenamientos largos para los días en los que dispongas de más tiempo (para muchas personas, durante el fin de semana).

Lunes: caminata enérgica a mediodía (20-30 minutos); entrenamiento de pesas y estiramientos en gimnasio después del trabajo (20 minutos).

Martes: clase de spinning de 55 minutos por la mañana, más 10 minutos de estiramientos.

Miércoles: jornada pesada y llena de ocupaciones; caminata enérgica de 30 minutos en cualquier momento del día, y 15 minutos de pesas y estiramientos ligeros mientras se cocina la cena.

Jueves: 30 minutos de elíptica por la mañana, más 10 minutos de estiramientos.

Viernes: clase de yoga vinyasa a las 18 h.

Sábado: 90 minutos de caminata en grupo a las 9.30 h.

Domingo: 40 minutos de elíptica, más 20 minutos de ejercicios de pesas y estiramientos.

Cuanto más concreto sea tu plan de ejercicios para la semana, más fácil te será seguirlo.

CUÁNDO DORMIR

Recuerda que el cuerpo, y en especial el cerebro, se revitalizan durante el sueño. Si bien antes se pensaba que había un número mágico de horas que el cuerpo necesitaba dormir, ahora la ciencia se ha cargado este mito. Todos tenemos necesidades de sueño diferentes. ¿Cuánto necesitas dormir para funcionar de manera óptima? Averígualo:

- Decide una hora ideal para despertarte de acuerdo con tus deberes matutinos.
- Programa tu alarma a esa hora todos los días.
- Acuéstate unas ocho o nueve horas antes de la hora decidida para que te despiertes antes de que suene la alarma. Tu número de horas ideal es el que pases durmiendo esa noche.

Algunos recordatorios adicionales:

- Utiliza las estrategias del capítulo 6 para prepararte antes de dormir y sacar el mayor provecho a las horas de sueño.
- Sé estricto: acuéstate y levántate a la misma hora todos los días durante los 365 días del año. No cambies tus hábitos de sueño durante los fines de semana, los días festivos o las vacaciones.

Trata de estar durmiendo antes de las 23 h. El tiempo entre las 23 y las 2 h. es crucial para la salud porque es el momento en que la capacidad de rejuvenecimiento del cuerpo está en su apogeo.

UN DÍA EN LA VIDA DE...

A lo largo del libro he ido mencionando el uso de diarios. No se me ocurre mejor forma de planificar y registrar tu día a día que llevar unos cuantos diarios con diferentes propósitos. Eso te convierte automáticamente en responsable de tus intenciones y objetivos. He aquí un resumen de los tres diarios principales que recomiendo llevar:

- Diario de alimentación. Aquí es donde llevarás un registro, no solo de lo que comes, sino también de lo que planificas comer; es decir, tus comidas y tentempiés de toda la semana. Cuando llegue el fin de semana, piensa en la semana siguiente y programa los menús de todos los días; después escribe exactamente qué comiste y evalúa cuánto te acercaste a cumplir tu plan al pie de la letra. Anota cuáles son los alimentos e ingredientes que te gustan y disgustan, y escribe tus platos y recetas favoritas. Añade detalles como qué alimentos hacen que te sientas muy bien y cuáles pueden ser problemáticos para tu organismo. Si modificas alguna receta para adaptarla a tu gusto, escríbela.
- Diario de ejercicio. Aquí programarás tus ejercicios y registrarás qué haces para cumplir con tus metas diarias. Anota los minutos de actividad cardiovascular, entrenamiento de fuerza y estiramiento. Haz una lista de

los grupos musculares que trabajas y apunta el tipo de entrenamiento cardiovascular que realizas. También anota cualquier dolor que sientas. Trata de encontrar patrones en los ejercicios que realizas y fíjate en cómo se siente tu cuerpo, ya que esto puede ayudarte a crear el régimen de ejercicios adecuado para ti. Asegúrate de combinar las rutinas a lo largo de la semana y de que algunos días sean más intensas que otros.

- Diario general. Aquí documentarás tus pensamientos, ideas, sentimientos, deseos, metas y notas de agradecimiento. No dudes en escribir tus preocupaciones y dudas; hacerlo tiene el efecto de reducir el impacto psicológico en ti.

No importa qué tipo de cuadernos utilices para escribir tu diario. Una posibilidad es comprar libretas baratas de espiral para los diarios de alimentos y ejercicio y utilizar una encuadernada en piel como diario general. Ten siempre un diario al lado de la cama para que puedas escribir cuando te despiertes o antes de acostarte, y lleva libretas pequeñas o de bolsillo a donde quiera que vayas para tomar notas a lo largo del día. Haz lo que te resulte más cómodo a fin de seguir en el buen camino.

A continuación encontrarás una lista de control diaria, seguida de un ejemplo de horario semanal.

Tu lista de control

☐ Levántate y acuéstate a la misma hora todos los días.

☐ Toma complementos alimenticios, incluidos prebióticos y probióticos. (En la p. 145 verás los complementos que debes tomar, las dosis y la frecuencia.)

☐ Salvo que te saltes el desayuno, cosa que recomiendo que hagas al menos una vez por semana, ingiere siempre algo de proteína por la mañana. Recuerda que los huevos son la manera ideal de iniciar el día.

☐ Realiza ejercicio cardiovascular por lo menos durante 20 minutos, con estiramientos antes y después. Realiza ejercicios con pesas el resto de los días. (Para más información sobre cómo programar las rutinas de ejercicio, véase la p. 213.)

☐ Realiza alguna pequeña actividad para limpiar tu entorno físico (véase la p. 202).

☐ Almuerza antes de las 15 h.

☐ Bebe agua durante todo el día.

☐ Tómate un pequeño descanso (10 minutos) sin distracciones por la mañana y otro por la tarde para evaluarte a ti mismo. Puedes hacer respiraciones (véase la p. 196), escribir en tu diario o leer alguna cita inspiradora o un pasaje de un libro. Si te interesa probar la meditación, busca meditaciones con respiración en internet.

☐ Organízate para cenar al menos cuatro horas antes de irte a la cama.

☐ Trata de acostarte y apagar las luces antes de las 23 h.

Horario semanal de muestra

6.30	¡A levantarse!
6.30-6.45	Series de respiraciones matutinas y escribir en el diario
7-7.45	Ejercicio (por ejemplo, bicicleta, entrenamiento con pesas y estiramientos)
7.45-8.15	Hora de ducharse y vestirse
8.15	Desayuno y preparación del almuerzo
8.45	¡Al trabajo!
12.30	Almuerzo y caminata de 20 minutos
16-16.15	Refrigerio y algunos minutos de reflexión
17.30	Salida del trabajo
18.30	Cena con la familia
19.30-20	Descanso personal
21.30	Apagado de dispositivos electrónicos y prepararse para dormir
22.30	¡Hora de apagar la luz!

Si bien en la actualidad hay muchas aplicaciones para móviles que te ayudan a planificar el día y te envían recordatorios en forma de mensajes, no hay nada malo en llevar un diario convencional. Elige lo que te vaya mejor. Puedes ser tan detallista como quieras, pero recuerda que todos los aspectos de tu vida deben girar alrededor de la alimentación, el ejercicio y los patrones de sueño. Sé disciplinado y hasta egoísta con tus rutinas, y verás que tu cuerpo cosechará fantásticos beneficios. Odio los clichés, pero es la verdad: la planificación lo es todo.

8

Resolución de problemas

Cada minuto de cada día tenemos que escoger. Siempre digo que la vida es una serie interminable de opciones. ¿Derecha o izquierda? ¿Sí o no? ¿Pescado o patatas fritas? El objetivo de este libro es ayudarte a elegir bien para vivir al máximo. Te enfrentarás a decisiones difíciles, pero estoy seguro de que puedes lograrlo. Sabes lo valioso que es estar sano y tener lucidez mental. Sabes qué pueden provocar las enfermedades crónicas y los malestares repentinos. Tu salud debe ser lo más importante en tu vida. Porque ¿qué harías sin ella?

Christopher E. publicó la siguiente entrada en mi web:

Al principio mi salud no era un problema, pero me dejé arrollar por una combinación de mala nutrición y estrés laboral y físico. No soy viejo, y siempre he conseguido hacer lo que me propongo. Así que, ¿por qué no trabajar ochenta horas a la semana, entrenar para escalar una montaña y participar en la conmemoración de la Marcha de la Muerte de Bataan? Todo eso lo hice en un período de seis meses. Mientras tanto mis noches eran de cuatro horas y completaba mi estilo de vida con litros de café. Unas semanas después de haber escalado la montaña comencé a sentirme muy cansado todos los días. Entonces, para mi sorpresa, se me empezó a caer el pelo. ¡Es verdad! ¡Rodales enteros de cabello! Por ser oficial del ejército, siempre llevaba el pelo corto, pero un día uno de mis sargentos me dijo: «Señor, ¿qué le está pasando en la nuca?». Me miré en un espejo y, en efecto, tenía una calva.

Con el paso de los meses la situación empeoró. El dermatólogo dijo que tenía alopecia y que podría tratar los rodales de calvicie con inyecciones de esteroides. Sin ellas, dijo el médico, las cosas podrían mejorar o empeorar, pero añadió que lo mejor que podía hacer por mí mismo era controlar mis niveles de estrés. Sí, claro. Acababa de ser reasignado a otra estación de servicio y mi esposa me había dicho que estaba embarazada. Todo en el mismo mes. La alopecia seguía empeorando y, en mi situación de comandante del ejército que trabajaba en el sector de la salud, los rodales de calvicie no me ayudaban a proyectar mi capacidad de liderazgo, y mis pacientes no podían relajarse viendo mi cabeza.

Ocho meses después de la mudanza, compré una copia de *Cerebro de pan*. Lo leí de inmediato, pues me intrigaba que un neurólogo afirmara que algunos complementos nutricionales eran agentes neuroprotectores y restauradores, y que el microbioma influye, no solo en el cerebro, sino en todo el organismo.

Como me sentía y me veía fatal, decidí dar una oportunidad a la dieta cetogénica y comencé a tomar seis de los siete complementos aconsejados en el libro (excepto el resveratrol). Nuestro bebé nació al mes siguiente (en septiembre de 2015), así que mis niveles de estrés y mi fatiga empeoraron, pero los rodales de calvicie comenzaron a desaparecer como por arte de magia. En enero habían desaparecido por completo y dejé de sentirme como si estuviera cargando un piano cada vez que me levantaba de la cama. También perdí nueve kilos.

El éxito obtenido me ha inspirado y empoderado, y ahora estoy controlando el estrés y las horas de sueño. Hace poco comencé a meditar a diario (no estoy seguro de que esté dando resultados, pero tengo esperanzas), escribo una lista de agradecimientos y trato de dormir siete horas todas las noches. Antes creía que este tipo de técnicas para mejorar la salud eran ridículas (a mí me enseñaron que eran basura), pero después de mi experiencia personal empiezo a creer en ellas.

Te toparás con obstáculos, no lo dudes. Habrá momentos en que tendrás que enfrentarte a esos obstáculos uno por uno. Así es la vida.

A continuación encontrarás algunos consejos para afrontar esas situaciones que amenazan con alejarte de tu meta. No es una lista exhaustiva, pero te ayudará a tomar las riendas en esos momentos en los que no te quedará otra que tomar decisiones difíciles.

«¿CÓMO SEGUIRÉ EL PLAN CUANDO COMA FUERA DE CASA?»

Te recomiendo que en las dos primeras semanas del programa evites comer fuera, así podrás concentrarte en dominar el protocolo alimentario con mi plan de 14 días. Esto te preparará para tomar buenas decisiones el día en que no comas en tu casa.

La mayoría comemos fuera varias veces a la semana, en

especial los días laborales. Es casi imposible planificar y preparar cada comida y refrigerio que consumimos, así que tendrás que aprender a navegar por los menús de los restaurantes. Mira a ver si en tu restaurante favorito tienen platos compatibles con el programa. No temas preguntar por sustitutos (por ejemplo, sustituir las patatas por verduras al vapor, o pedir aceite de oliva virgen extra en vez de vinagreta). Si resulta demasiado complicado, prueba nuevos restaurantes que se ajusten a tus necesidades. No es tan difícil, basta con elegir de forma inteligente. Busca verduras orgánicas libres de OMG, añade algo de grasa —aceite de oliva o medio aguacate— y un poco de proteína, y ya está. Evita los platos elaborados con muchos ingredientes. Si tienes alguna duda sobre los platos, pregunta al camarero o al chef.

Cuando estés en el trabajo, en vez de comer fuera, considera la posibilidad de llevarte la comida de casa. Tener alimentos precocinados en el frigorífico —como pollo asado, huevos cocidos, salmón pochado, tiras de filete de solomillo asado o rosbif— es de mucha ayuda. Llena un recipiente de hortalizas de hoja verde y verduras crudas picadas y añádele proteína y el aderezo de tu elección justo antes de comer. Yo viajo con aguacates y latas de salmón rojo. Los alimentos enlatados pueden ser una fuente excelente de nutrición portátil siempre y cuando elijas con cuidado y verifiques que en la etiqueta pone que no lleva BPA.

Ten refrigerios a mano, sobre todo en los primeros días de tu nuevo estilo de vida y cuando estés disminuyendo el consumo de carbohidratos. En la tercera parte de este libro hay gran variedad de ideas para refrigerios; muchas son fáciles de transportar y no se descomponen.

Cuando te sientas tentado (la caja de donuts en el trabajo, el pastel de cumpleaños de algún colega...), recuerda que de alguna forma pagarás por ese desliz. Tienes que estar dispuesto a aceptar las consecuencias de no decir «no». Pero no olvides que el estilo de vida de *Más allá de tu cerebro* es, en mi humilde opinión, el estilo de vida más gratificante que existe. Disfrútalo.

«¡OH, NO! ¡ME HE DESVIADO DEL PLAN!
¿AHORA QUÉ HAGO?»

La historia de Maari C. ilustra bien lo que puede pasar si recuperas tu antigua forma de comer o si reintroduces el trigo en la dieta después de haberlo eliminado. Aunque Maari rompió con el plan a propósito durante un par de días, los efectos fueron tan tremendos que vale la pena compartir su experiencia:

> Hace muchos años empecé a sufrir ataques de ansiedad y busqué alternativas holísticas a los medicamentos que los médicos querían recetarme. Después de tres meses con esos ataques, mi salud mejoró en menos de un mes.
>
> Adelantémonos siete años. Después de mi segundo embarazo, empecé a tener urticaria en todo el cuerpo y descubrí que tenía hipotiroidismo (lo cual fue una gran sorpresa, pues yo tenía hipertiroidismo). Me vi obligada a tomar Sintroide.
>
> Hace unos meses la urticaria regresó. Además, me sentía exhausta y deprimida. Después de echar mano a unos cuantos libros al respecto, adopté una dieta libre de trigo. Desde

entonces me siento increíble. En solo dos semanas de no comer trigo, la urticaria con la que cargaba desde hacía siete años se fue aliviando. Mi energía aumentó exponencialmente. No me daba hambre ni me ponía de mal humor (lo cual es increíble, pues solo estaba ingiriendo 1.200 calorías al día). Me emocionaba beber mi batido verde en el almuerzo porque me hacía sentir radiante.

La otra cosa que me impresionó fue que ya no me sentía mareada. Solo llevaba dos semanas con la dieta nueva y por primera vez no me mareé ni me desorienté en los columpios con mi hija. ¡Era increíble!

Estoy impresionada por lo bien que se siente mi mente. Me noto más despejada y elocuente. Volví a tomar trigo un par de días para ver cómo me sentaba, y después de media hora de haber comido una rebanada de pan me sentí un poco mareada. Después comí pizza, y esa noche me sentí fatal. Al día siguiente me salió un herpes labial y tuve una infección en el ojo, lo cual no me pasaba desde la universidad.

Con tantas cosas en la vida, descubrir y adoptar un hábito nuevo es un acto de equilibrio. Después de haber cambiado de dieta y de rutina de ejercicios, así como la forma de cocinar y ordenar la comida, habrá momentos en que los viejos hábitos resurgirán (no experimentes a propósito con tus hábitos anteriores, como hizo Maari, pues te desequilibrarán física y emocionalmente). No pretendo que ya nunca más comas una porción de pizza o bebas una cerveza, pero espero que siempre seas consciente de las verdaderas necesidades de tu cuerpo y que te ciñas a esos principios lo máximo que puedas.

Adopta la norma 90-10: sigue este plan el 90 % del tiempo y deja el 10 % restante para disfrutar de otras cosas. Siempre hay una excusa para no cuidarnos. Tenemos fiestas y bodas a las que acudir. Tenemos un trabajo que nos estresa y nos agota. Tenemos poco tiempo y cero ganas de preparar comida saludable o de hacer ejercicio y dormir lo suficiente. Cuando sientas que te has desviado demasiado del plan, reinicia tu sistema. Una manera de hacerlo sería ayunar un día y volver a empezar. Pide un viernes o un lunes libre en el trabajo y disfruta de un fin de semana largo, sal de viaje y céntrate en ti o quédate en casa. Tal vez puedas ir a un retiro de yoga o visitar a un amigo al que hace tiempo que no ves. La cuestión es salir de esa rutina y reforzar tu motivación para conseguir el éxito.

«CON LA NUEVA DIETA TENGO DOLORES DE CABEZA TERRIBLES Y OTROS EFECTOS ADVERSOS»

En cuanto empieces este protocolo, tu cuerpo comenzará a trabajar a toda máquina para desintoxicarse y deshacerse de lo que le sobra. Los dolores de cabeza son una respuesta común a un cambio alimenticio radical, en especial si antes te dedicabas a comer mal. Pero es una señal de que la dieta está funcionando y desaparecerán en unos días. Si te parece imperativo tomar un medicamento para aliviar el dolor, toma aspirina. Al contrario que otros antiinflamatorios no esteroideos, que pueden dañar el microbioma y mitigar las emociones, la aspirina alivia el dolor y tiene efectos antiinflamatorios. Como mencioné en el capítulo 4, es posible que tengas antojos de carbohidratos y te sientas de mal humor e irritable cuando abandones de golpe los carbohidratos. Recuerda que el gluten y el azúcar son muy parecidos a las drogas, así que tienes que pasar por ese período de abstinencia. Es algo normal, el cuerpo se está ajustando al cambio en esa transición de los alimentos procesados y empaquetados (o de mala calidad) a la comida sana. Tu humor se repondrá en el camino.

Pero ¿cómo puedes controlar los antojos? ¿Qué hacer para no caer en la tentación? Te aseguro que los antojos no durarán. Muchos lectores de *Cerebro de pan* me han dicho que una vez que dejaron de golpe sus hábitos pasados y entraron de lleno en el programa, no volvieron a sentir esos antojos que tenían cuando llevaban una dieta de carbohidratos. La primera semana exige mucha fuerza de voluntad, pero cada vez es más fácil. Como me dijo uno de los que la ha seguido: «Es como darle de comer al perro cuando estás sentado a la mesa. Si sigues comiendo lo que te sienta mal, aunque sea poquito, tu sistema te pedirá más y más».

Pero si sientes que una fuerza gravitacional te lleva hacia la cesta del pan, la galleta de chocolate o el plato de pasta, intenta distraerte con otra actividad. Cambia de canal. Sal a caminar unos minutos. Si no es muy tarde, haz un poco de ejercicio (puedes descargar un vídeo de ejercicios para practicar en casa). Tómate 15 minutos para escribir en tu diario o realiza unas series de respiración. Escucha música animada. Haz una de esas tareas que tienes pendientes, que siempre hayas querido realizar, como limpiar el escritorio o poner orden en el armario de la ropa. O simplemente busca otra cosa que comer. Ten refrigerios a mano para calmar esos antojos: un puñado de nueces o medio aguacate con aceite de oliva y vinagre balsámico. Siempre ten algo de comida ya preparada y lista en el frigorífico por si acaso te entra muchísima hambre o tienes tan poca energía que no quieres cocinar. Recuerda que los carbohidratos y las comidas azucaradas son alimentos de relleno (diseñados para causarte inflamación y dolor a largo plazo). Convéncete de que es mejor llenarte de comida de buena calidad que le hace bien a tu cuerpo. ¡Tú lo vales!

«¡AUXILIO! ME VOY A DORMIR CON HAMBRE.»

Si te cuesta aguantar sin comer nada en esas cuatro horas después de cenar y antes de acostarte, haz lo siguiente: asegúrate de comer suficientes grasas en la cena. Agrega un poco más de aceite de oliva a tus verduras o una pequeña ración (media taza) de algún cereal sin gluten (quinua, por ejemplo) con un chorrito de oliva.

En lugar de ir directamente al frigorífico cuando sientas hambre, busca alguna distracción. Bebe una manzanilla u otro tipo de infusión, y siéntate a leer un buen un libro o una revista. Llama a un amigo (véase la p. 242 sobre encontrar un compañero para este viaje). Sal a dar un paseo nocturno por el barrio. Escribe en tu diario. Si tienes hijos, juega con ellos o léeles un libro. El objetivo es distraer a tu cerebro para que no piense en comida. Si ya estás en la cama y no consigues conciliar el sueño, concéntrate en la respiración y piensa en todos los beneficios para tu salud que estás consiguiendo.

«SOY VEGANO. ¿QUÉ HAGO?»

Una dieta vegana puede ser increíblemente saludable siempre y cuando consumas buenas fuentes de vitaminas D y B$_{12}$, de DHA omega-3 y de minerales como zinc, cobre y magnesio. Hay complementos de DHA derivado de algas marinas. Mucha gente cree que los veganos no consumen suficiente proteína, pero las verduras, las legumbres y los cereales sin gluten aportan un montón de ellas. Lo que me preocupa de los veganos es que, al excluir los productos de origen animal, incluidos el huevo y el pescado, no consumen grasa suficiente. Consumir más aceite de oliva y de coco ayudará a compensar esta carencia.

CONSEJOS PARA MUJERES EMBARAZADAS Y MADRES
PRIMERIZAS

Seguir las estrategias de este libro irá en beneficio del desarrollo de tu bebé. Cuando las embarazadas o las madres primerizas me piden ayuda, siempre les doy estos cuatro consejos:

1. Toma vitaminas y probióticos prenatales.
2. Complementa tu alimentación con 900 o 1.000 mg de DHA, uno de los ácidos grasos más importantes para el desarrollo del cerebro.
3. Reduce el consumo de pescado a una o dos veces por semana. Por lo general a las embarazadas se les recomienda comer más pescado durante el embarazo, pero

hoy en día no sabemos con seguridad de dónde viene ese pescado o si tiene altos niveles de mercurio, policlorobifenilos u otras toxinas.

4. Amamanta a ser posible, pues ninguna leche de fórmula puede compararse con los nutrientes de la materna. Por ejemplo, la leche materna contiene sustancias que protegen al bebé de enfermedades e infecciones y que propician un crecimiento ideal y un desarrollo óptimo. Son sustancias que no se pueden sintetizar, así que no las encontrarás en las leches de fórmula. Amamantar también tiene otros beneficios, como el fuerte vínculo que se establece con el bebé a través del contacto físico.

Una nota acerca de las cesáreas. Las cesáreas salvan vidas y son indispensables en ciertos casos, pero son pocos los partos que realmente requieren intervención quirúrgica. La ventaja de nacer a través del canal vaginal es que las bacterias recubren físicamente al niño con microbios que lo fortalecerán, mientras que eso no pasa cuando salen por una pared abdominal esterilizada. Los bebés que nacen por cesárea tienen más probabilidades de desarrollar alergias, TDAH, autismo, obesidad, diabetes tipo 1 y demencia a lo largo de su vida.

Si por cualquier razón deben practicarte una cesárea, habla con tu médico para intentar la llamada «técnica de la gasa». La doctora María Gloria Domínguez-Bello de la Universidad de Nueva York ha presentado investigaciones que aconsejan recolectar bacterias del canal uterino de la madre con una gasa y luego pasarla por la boca y la nariz del bebé para ayudarlo a desarrollar una población bacteriana saludable. No es tan bueno como el parto natural, pero es mejor que una cesárea completamente estéril.

La doctora Domínguez-Bello también recomienda tomar prebióticos y amamantar: «La sinergia de los complementos prebióticos y probióticos de la leche materna proporciona a los bebés amamantados un microbioma intestinal relativamente uniforme en comparación con el de los bebés alimentados con leche de fórmula», afirma.

«ME RECETARON ANTIBIÓTICOS. ¿ESTÁ BIEN?»

En algún punto de nuestra vida tendremos que tomar antibióticos para tratar una infección. Toma antibióticos solo si es absolutamente necesario y si tu médico te los ha recetado. Los antibióticos no sirven para tratar enfermedades virales. Los resfriados, la gripe común y el dolor de garganta son provocados por virus, así que los antibióticos no sirven para curarlos.

Cuando tengas que tomar antibióticos, en lugar de pedir uno de «amplio espectro» que pueda matar muchos tipos de bacterias distintas, dile a tu médico que te recete uno de «bajo espectro», que actúe solo sobre el organismo responsable de la enfermedad. Aboga por tus hijos si el pediatra quiere recetarles antibióticos. Pregúntale si es absolutamente necesario. Los antibióticos representan una cuarta parte del total de prescripciones en niños, pero se ha demostrado que hasta un tercio de estas recetas no son necesarias.

Es imperativo que sigas al pie de la letra las instrucciones de tu médico (por ejemplo, no dejes de tomar los medicamentos hasta que termines con el tratamiento, incluso aunque te sientas mejor, pues puedes originar nuevos brotes de bacterias que empeoren las cosas). Sigue con los probióticos, pero tómalos entre cada dosis de pastillas. Por ejemplo, si tienes que tomar el antibiótico dos veces al día, toma una dosis por la mañana y una por la noche y los probióticos por la tarde. Asegúrate de sumar *L. brevis* a la lista de probióticos, pues es especialmente bueno para mantener un microbioma saludable cuando consumes antibióticos.

«ME SIENTO MUCHO MEJOR. ¿PUEDO DEJAR DE TOMAR MIS MEDICINAS?»

Mucha gente me expresa su alegría por sentirse mucho mejor después de adoptar este programa. Algunos incluso se preguntan si siguen necesitando las medicinas que toman. Esto es algo muy común cuando se trata de medicamentos psiquiátricos para tratar la ansiedad y la depresión. Veamos, por ejemplo, la experiencia de Linda T.:

> Soy una mujer de 52 años y estoy tomando 30 mg de Cymbalta para la depresión. Llevaba mucho tiempo con depresión y ansiedad. Apenas un mes después de eliminar el gluten y de reducir la ingesta de carbohidratos y azúcares, me siento completamente diferente. De verdad, ha sido como el día y la noche. Mi ansiedad ha desaparecido; me siento serena. No estoy deprimida; al contrario, me siento bien y feliz. Pensaba que siempre iba a depender de los antidepresivos, pero ahora tengo la esperanza de no volver a tomarlos jamás.

Habla con tu médico antes de dejar cualquier medicamento prescrito; debes hacerlo siempre bajo supervisión médica. Es bueno que tengas la esperanza de que un día te despedirás de tus medicinas para siempre, como Linda, pero no olvides que te las recetaron por alguna razón.

UNA NOTA FINAL SOBRE LOS NIÑOS

Las historias de niños que recuperan su salud y su futuro son muy esperanzadoras. Esta es la de Jen W.:

> Mi hijo de 11 años sufría mucho. No exagero cuando digo que había días en que no quería levantarse de la cama. Le diagnosticaron depresión, ansiedad, trastorno obsesivo-compulsivo, náuseas, eccema severo, dolor articular, episodios psicóticos y aumento de peso inexplicable. Para colmo, era obeso; pesaba 30 kilos más que su hermano, quien solo es trece meses menor que él. Las dietas no funcionaban, los antidepresivos no servían de nada y visitó a infinidad de terapeutas en vano. Nada lo ayudaba, pero yo seguí buscando.
>
> El mejor día de nuestra vida llegó hace dos años, cuando un médico nuevo nos dijo que debía eliminar el azúcar, el gluten, los lácteos, los alimentos procesados y las legumbres de su dieta y consumir productos orgánicos. El segundo día ya habían desaparecido todos los síntomas. ¡En serio! Fue irreal. No paro de contar a los médicos y a la gente cómo mi hijo salió adelante. Agradezco infinitamente este libro nuevo y que exista un movimiento y un programa real que cambie de verdad la vida de las personas.

Con frecuencia me preguntan si los niños pueden seguir este programa. Claro que sí. De hecho, obtendrán incluso más beneficios a largo plazo y para toda la vida, pues adoptan este estilo de vida en su etapa de desarrollo. No te imaginas la cantidad de padres de familia que me relatan los cambios que notan en sus hijos, muchos de los cuales sufren trastornos neurológicos de algún tipo, desde epilepsia, hasta TDAH o autismo.

La medicina convencional parece resistirse a aceptar la intervención alimentaria como una terapia médica real, sin embargo con frecuencia hablo con padres y madres de familia que observan cambios positivos en sus hijos gracias a un cambio en la alimentación. Animo a cualquiera que tenga hijos con problemas de comportamiento o malestares gastrointestinales a que prueben el programa de este libro. El plato de tus hijos debe parecerse al tuyo: lleno de verduras coloridas repletas de fibra, un poco de fruta y proteína y grasas saludables.

El programa de este libro ayudará a la mayoría de los lectores que lo pongan en práctica. Estoy seguro de que por lo menos el 80 % encontrará alivio a su sufrimiento, y todos estarán invirtiendo en su salud. Sin embargo, habrá quienes necesiten reprogramaciones futuras. Si después de tres meses no consigues los resultados deseados, acude a un especialista en medicina integrativa o funcional. Puede haber problemas subyacentes que deban abordarse y que requieran la intervención de un profesional para optimizar tu salud. No temas pedir ayuda si la necesitas.

No necesitas hacer mucho para reforzar la tendencia innata de tu cuerpo hacia la salud y el bienestar óptimo. Tu organismo es una máquina increíble que se autorregula. Haz una pausa y toma conciencia —y sorpréndete— de lo maravilloso que es. Y a continuación, abre los brazos a las posibilidades que te esperan.

TERCERA PARTE

¡A COMER!

Soy una mujer de 38 años y sufro epilepsia. Tengo crisis focales que se asemejan a la distonía. Sufro convulsiones por la noche y a veces de día, con calambres en el brazo y la pierna derechos que duran de uno a diez segundos. Durante mucho tiempo creí que esto lo tendría toda la vida; sin embargo, me he librado de la mayoría de las convulsiones gracias a una dieta sin gluten y hace años que no tengo que tomar medicamentos diarios. Cuando me dan crisis epilépticas, tomo relajantes musculares. Además, a pesar de que en los últimos años casi no he tenido convulsiones, dormía fatal, con mucho insomnio y poco descanso. Pero la nueva dieta y los complementos alimenticios me han sentado de maravilla. ¡Nunca había dormido tan bien! Duermo toda la noche y por la mañana me siento descansada.

Anónimo,
Wicklow, Irlanda

9

Recordatorios finales e ideas para tentempiés

¡Felicidades! Estás en el camino hacia una versión mejor y más saludable de ti mismo. Me emociona lo que te espera en este nuevo capítulo de tu vida, el cual estará lleno de una vitalidad que tal vez no creíste que fuera posible. Con cada comida, cada minuto de movimiento físico, cada noche de descanso, cada vez que exhales todo el estrés y te des tiempo para centrarte en ti mismo, tu cuerpo se transformará de forma impresionante y seguirá por el buen camino. Todas las estrategias que has aprendido, y que pronto dominarás, tendrán un efecto biológico monumental a largo plazo.

Estoy seguro de que empezarás a cosechar las recompensas ya durante la primera semana de este plan. Si sufres una enfermedad crónica, tendrás menos síntomas, menos niebla cerebral, más descanso y mucha más energía. Además, aunque no seas consciente de ello, tu capacidad de protegerte contra enfermedades futuras también habrá mejorado. Te sentirás más fuerte y más resistente. Con el tiempo, notarás que la ropa te queda grande, pues perderás esos kilos de más, y los resultados de laboratorio revelarán grandes mejorías en muchas áreas de tu bioquímica. Para animarte aún más, quiero que conozcas la historia de Gabrielle H.:

> Empecé 2015 adoptando una alimentación sin gluten y baja en calorías. Padecía ansiedad desde los 6 años, a la que se sumó estrés crónico cuando cumplí treinta y tantos. A eso se añadirían muchos otros síntomas, incluidos el síndrome del intestino irritable en 2005, dolores musculares y articulares intensos, falta de sueño, poca concentración, depresión y, finalmente, un colapso en 2009. La medicina convencional solo rozó la superficie. El año pasado excluí ciertos alimentos de mi dieta, pero no dejé de experimentar acidez y reflujo. Me quedaba dormida y despertaba de golpe porque se me había dormido un brazo y, asustadísima, intentaba reanimarlo.
>
> Este régimen me ha salvado la vida. Al cabo de cinco días empecé a dormir bien. En doce días me libré de las fluctuaciones de ánimo. Ya no me duelen los músculos ni las articulaciones, y ya no sufro de reflujo gástrico. Es como si mi intestino se hubiera reparado. No consumo carbohidratos y llevo una dieta rica en grasas, con aceite de oliva virgen extra, aceite de coco, mantequilla y demás. Estoy llena de energía y siento que mi cerebro funciona de nuevo. Tengo 63 años y solo espero seguir mejorando. La semana pasada empecé a comer alimentos fermentados, como kimchi, col morada y coliflor. Y sé que más o menos en una semana mi salud en general seguirá mejorando.

En este capítulo te ayudaré a que sigas firme en este camino con unos últimos recordatorios, una lista de la compra básica e ideas para tentempiés. En el siguiente capítulo encontrarás el plan de comidas de 14 días, seguido de las recetas correspondientes en el capítulo 11.

RECORDATORIOS FINALES

Bebe agua todo el día

Como mínimo, bebe la cantidad de agua que necesites según tu peso. Por ejemplo, si pesas 68 kilos, debes beber 2,3 litros de agua al día. Lleva siempre contigo una botella de agua de acero inoxidable. Además, puedes beber té o café, y una copa de vino en la cena. Pero ten cuidado con el consumo de cafeína por la tarde o con tomar una copa extra de vino, pues eso puede interferir en el sueño.

Evita los zumos. Sé que está de moda beber zumos naturales, pero con el zumo eliminas parcial o totalmente el contenido de fibra y obtienes una bebida con casi la misma cantidad de azúcar que cualquier refresco. No te dejes engañar por esos zumos que prometen «limpiar» y «desintoxicar» tu cuerpo. Lo mismo puede decirse de los batidos con azúcar, el agua de coco y el zumo de sandía 100 % puro para una «hidratación natural y limpia». Incluso sin azúcar añadido, un vaso de zumo de sandía contiene 12 gramos de azúcar y cero de fibra. Si de verdad quieres limpiar tu organismo, bebe simple agua filtrada.

Sé generoso con el aceite de oliva

Puedes consumir todo el aceite de oliva que quieras (siempre y cuando sea virgen extra y orgánico), aunque confío en que no bañarás el plato en aceite. Ten en cuenta que en algunas recetas el aceite de coco puede sustituirse por el de oliva.

Acostúmbrate

Para aquellos que creen que se puede comer de todo con moderación, les recomiendo que reflexionen. Una dieta «de todo con moderación» puede provocar una mala salud metabólica. El problema no está en la «moderación», sino en el «de todo», o en comer cualquier alimento disponible en lugar de elegir alimentos saludables.

En un estudio multiétnico de ateroesclerosis de 2015, los investigadores recabaron información de 6.814 estadounidenses (blancos, negros, hispanos y chinos). Evaluaron la diversidad de sus dietas y cómo afectaba en su salud metabólica. Resulta que, cuanto más diversa sea la dieta (es decir, que comas gran variedad de alimentos), más probable será que no te alimentes bien y sufras consecuencias metabólicas. Al describir estos resultados, el investigador principal, el doctor Dariuch Mozaffarian, afirmó: «Los estadounidenses con las dietas más saludables son los que optan por una diversidad relativamente pequeña de alimentos saludables [...]. Estos resultados sugieren que en las dietas modernas comer "de todo con moderación" es peor que comer un número limitado de alimentos saludables».

Según mi experiencia, las personas más sanas que conozco comen lo mismo la mayoría de los días. Tienen sus desayunos, almuerzos y cenas de confianza, y no se alejan de ese plan de acción. Por lo regular utilizan la misma lista de la compra cada semana. Una vez que hayas establecido un menú de ideas para el desayuno, el almuerzo y la cena utilizando mis guías, te ceñirás a ese nuevo patrón.

No hagas trampa

A nadie le gusta ser tramposo, pero en el mundo moderno hacer trampa en la dieta es un hecho. Nos bombardean con opciones y publicidad atractiva. Ni siquiera la FDA está al tanto de lo que es una comida «saludable». En 2016, esta institución anunció que tenía planeado actualizar sus políticas, recomendaciones y definiciones, pero es un proceso que puede tardar años. Lo creas o no, desde hace mucho tiempo la FDA considera que los cereales fortificados —cargados de azúcar— son alimentos saludables y que los aguacates, el salmón y las nueces ¡son «no saludables»! Piénsalo, es ridículo.

Nuestras habilidades de supervivencia innatas pueden no reconocer la diferencia entre una porción de pizza y un trozo de tortilla de verduras. Tenemos que acostumbrarnos a dialogar con nosotros mismos y a dejar de intentar convencernos de que un cruasán no nos hará daño o de que comer con los niños un plato de macarrones con queso orgánico estará bien.

Esto significa que tienes que perfeccionar nuevas habilidades de supervivencia; tu cerebro puede decirte una cosa («¡Cómete eso!») y tu cuerpo necesitar otra completamente diferente («¡No te comas eso!»). Piensa en cómo te defenderás cuando te enfrentes a tentaciones u obstáculos. Por ejemplo, cuando un amigo te invite a comer en un restaurante en el que el menú no se ajusta a tus necesidades alimenticias, propón otro lugar donde sepas que no te desviarás del plan de *Más allá de tu cerebro*. No te desanimes ni bajes la guardia; cuanto antes superes estos baches, más sano estarás.

Si después de seguir mi protocolo durante unas semanas no notas los resultados que quieres o esperas, pregúntate lo siguiente: «¿Estoy cumpliendo con los principios de este programa? ¿He comido algo que no debería sin darme cuenta? ¿He sucumbido a la tentación de mis amigos, que me ofrecen cosas que no debería comer?». Por eso es importante que lleves un registro de lo que comes a diario, sobre todo al inicio. También es imperativo que adquieras el hábito de leer las etiquetas de los envases. Piensa que si compras productos frescos, sin envasar, ¡no tendrás que leer etiquetas!

Encuentra un compañero

La mayoría de las personas que pagan los servicios de entrenadores personales lo hacen porque así tienen un compañero al que rendir cuentas. De alguna manera, estás obligado a ir a trabajar con el entrenador porque le has pagado para eso. Por la misma razón, es de gran ayuda contar por lo menos con una persona que quiera hacer este camino contigo. Elige a alguien —un amigo o un familiar— que también esté dispuesto a seguir el plan integral de *Más allá de tu cerebro*. Trabajad juntos para alcanzar vuestras metas. Planead las comidas, comprad, cocinad y haced ejercicio como un equipo. Inventad recetas y planes de comida nuevos. Compartid éxitos y frustraciones. Al fin y al cabo, la vida es un deporte en equipo.

Las verduras, el plato fuerte

Deja de pensar en la pirámide alimentaria. Imagina un plato. Tres cuartas partes de este plato deben estar ocupadas por verduras que crezcan sobre la tierra y que sean nutritivas, coloridas y llenas de fibra. Las verduras serán el eje de tu comida. Supongo que hasta ahora la proteína suponía la parte más importante del plato. Ahora esa proteína es un acompañamiento de unos 100 gramos. Procura consumir como máximo 220 gramos de proteína total al día. Conseguirás la grasa que necesitas de la que contiene la proteína, así como de los ingredientes con los que prepares la comida, como mantequilla, aceite de coco y aceite de oliva, y de los frutos secos y las semillas (en la p. 245 encontrarás ideas para refrigerios).

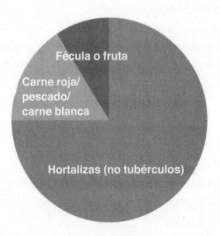

Lista básica de la compra

- Aceite de aguacate
- Aceite de coco
- Aceite de oliva
- Aceitunas
- Aguacates
- Ajos
- Almendras
- Brócoli
- Carne de ternera de pasto
- Cebollas
- Champiñones
- Chocolate amargo
- Coco rallado
- Frutas de temporada
- Frutas del bosque
- Guacamole fresco
- Hortalizas de hoja verde, entre ellas kale y espinacas
- Huevos de gallina de libre pastoreo
- Leche de almendras
- Leche de coco
- Limones
- Mantequilla de almendras
- Nueces
- Nueces de macadamia
- Pavo de corral
- Pimienta negra
- Pimientos
- Pollo de corral

- Queso de cabra
- Queso feta
- Queso mozzarella
- Sal marina
- Salmón salvaje
- Salsa o pico de gallo fresco
- Tomates
- Verduras mixtas
- Vinagre balsámico
- Yogur griego (de leche entera y de leche de coco)

Ideas para refrigerios

Si controlas los niveles de azúcar en sangre será menos probable que te entre el hambre entre comidas. No te vas a morir de hambre una hora después de desayunar un bagel porque los bagels no están en el programa. Con dos huevos de 70 calorías, por ejemplo, casi seguro que te sentirás saciado toda la mañana. Pero, aunque es muy posible que no necesites comer ningún refrigerio, es bueno que sepas que con esta dieta puedes hacerlo y a la hora que quieras. Por si acaso, te recomiendo que tengas siempre a mano (en el coche, en el bolso, en tu mesa de trabajo) alimentos poco perecederos (frutos secos, carne deshidratada) como «refrigerios de emergencia» para cuando estés en la calle o en el trabajo. De esa manera no te retrasarás en los horarios de comida ni te tentarán el restaurante de comida rápida o el puesto de la calle. Estas son algunas ideas de refrigerios saludables:

- Un puñado de frutos secos crudos (cacahuetes, no), aceitunas y/o semillas.
- Un par de porciones de chocolate amargo (con un 70 % de cacao o más).
- Verduras crudas troceadas (por ejemplo, pimientos, brócoli, pepino, rábanos) para untar en guacamole, tapenade, humus, tahini, puré de berenjena, queso de cabra suave o mantequilla de nueces.
- Lonchas de pavo asado, rosbif o pollo para untar en mostaza y mayonesa Cerebro de pan (véase p. 272). Nota: Evita las carnes frías tradicionales, en especial las empaquetadas. En el proceso podrían haberse contaminado con gluten. Pide siempre carnes frescas y sin procesar, y que corten las lonchas delante de ti.
- Medio aguacate con aceite de oliva, limón, sal y pimienta.
- Dos huevos duros.
- Ensalada caprese: un tomate cortado en rodajas con mozzarella, aceite de oliva, albahaca, sal y pimienta.
- Torre de tomate y albahaca con beicon y eneldo fresco y aderezo de kéfir (p. 276).
- Gambas frías peladas con limón y eneldo.
- Salmón ahumado (opcional: acompáñalo con mayonesa Cerebro de pan o ponle encima queso de cabra).
- Una ración de fruta baja en azúcar (por ejemplo: pomelo, naranja, manzana, frutas del bosque, melón, pera, cerezas, uvas, kiwi, ciruela, melocotón, nectarina).
- Carne deshidratada de ternera (de pasto), pavo o salmón.
- Verduras fermentadas (prueba el chucrut de verduras mixtas de la p. 287).

- Barritas de proteína (encontrarás mi receta en www. DrPerlmutter.com).

Recuerda que este tipo de dieta es autorreguladora, lo que significa que no sufrirás las fluctuaciones de azúcar en la sangre que provoca comer muchos carbohidratos ni hambre ni antojos. Al contrario; te sentirás satisfecho enseguida y durante mucho tiempo gracias a las grasas y las proteínas correctas. Así que despídete de la pesadez, la pereza, el hambre y el cansancio permanentes, y da la bienvenida a una nueva versión de ti llena de vitalidad. Se avecinan 14 días de deliciosas comidas.

10

El plan de comidas de 14 días

Bienvenido a este plan de 14 menús que te servirán de modelo para planificar las comidas en el futuro. En el capítulo 11 encontrarás las recetas. Aunque he agregado un análisis nutricional al final de cada una, espero que no te obsesiones con la cantidad de calorías ni con los gramos de grasa que ingieres a diario. Confío en que eres capaz de diferenciar un plato de comida enorme y una ración razonable. Las verduras que crecen por encima de la tierra —brócoli, espárragos, col, coles de Bruselas, champiñones, lechuga, puerro, rábanos, judías verdes y coliflor— son de consumo ilimitado. Minimiza la proteína que ingerirá al tamaño de una baraja de cartas o de la palma de la mano.

Quizá te resulte útil llevar un diario. Anota las recetas que te gusten y los alimentos que no o que te sienten mal (por ejemplo, si te duele el estómago o la cabeza cada vez que comes semillas de sésamo o si no toleras el queso feta). Siempre puedes encontrar sustitutos. Presta atención a los alimentos que notas que te sientan bien. No tienes que seguir este plan sin saltarte una coma. Si, por ejemplo, el desayuno del primer día te encantó, puedes repetirlo el segundo día. No dudes en sustituir unas comidas por otras dentro del plan.

Muchos de los platos requieren que planifiques y cocines con anticipación. Te sugiero que revises bien el plan de 14 días y decidas qué comidas te gustaría preparar. Las recetas que requieren un proceso de fermentación, como las verduras al estilo asiático (p. 289) o el chucrut de verduras mixtas (p. 287), hay que prepararlas con días de antelación. Incluí a propósito estas recetas a partir de la segunda semana del plan, así que intenta dejarlas hechas los primeros días.

La mayoría de estas recetas dan para más de una persona, así que tenlo en cuenta; puedes alimentar a toda tu familia o consumir las sobras al día siguiente. De hecho, en muchas ocasiones aprovecharás las sobras del día anterior para prepararte un almuerzo rápido y sencillo. Si quieres doblar las raciones porque te juntas con más gente o porque quieres tener para días posteriores, adelante.

El día antes de iniciar el programa dedícate a elegir la comida, ir al supermercado y calcular el tiempo que tendrás que pasar en la cocina. Puedes pasar una o dos horas los domingos preparando algunas cosas que vayas a necesitar durante la semana. Te recomiendo que hiervas una docena de huevos el domingo para aprovecharlos como ingredientes de otras recetas o como refrigerios el resto de la semana.

Ten en cuenta que puedes preparar platos aún más fáciles a partir de las consignas que te doy aquí (por ejemplo, asar o cocer al vapor verduras frescas, añadir unos gramos de proteína de alta calidad y acompañar con una ensalada de hortalizas variadas con aceite de oliva). Si crees que necesitas más calorías o carbohidratos, agrega un poco más de aceite de coco o de oliva. Si crees que necesitas más carbohidratos, elige cereales sin gluten, como quinua o arroz salvaje, pero añade raciones pequeñas (media taza). O prueba mi fritura de tupinambo (p. 279); son un excelente sustituto de los carbohidratos que no debes comer (patatas, pan, pasta).

Cuando te prepares una ensalada, pon muchas verduras crudas o cocidas. Es posible que no quieras comer brócoli o espárragos crudos, por ejemplo, pero puedes cocerlos y mezclarlos con pepino, jícama, rábanos y demás. No te aconsejo un aderezo con cada ensalada porque el básico es aceite de oliva y vinagre balsámico. No consumas aliños comerciales procesados, suelen llevar mucho azúcar, grasas dañinas, sustancias químicas e ingredientes artificiales. Lee las etiquetas.

> No tires a la basura los instrumentos de cocina (tablas para picar, utensilios, etc.) que hayan estado en contacto con productos con gluten. Usa lo que tienes y piensa en la posibilidad de invertir en algún artilugio divertido con el que puedas pasarlo bien cocinando.

Ve al mercado; los vendedores te dirán el origen del producto y qué es lo más fresco. Opta siempre que puedas por productos orgánicos y animales de pasto. Compra productos de temporada y de proximidad y anímate a probar cosas nuevas. Cierra los ojos, respira hondo tres veces antes de comer y agradécele a la comida que vaya a nutrir tu interior.

La lección fundamental que debes aprender de esta nueva forma de comer (¡y de vivir!) es que tienes que empezar a escuchar a tu cuerpo. Tu cuerpo sabe lo que necesita. Cuando lo limpiamos de todos los alimentos procesados e inflamatorios, empezamos a construir una mejor versión de nosotros mismos.

14 DÍAS DE DELICIOSAS COMIDAS

Las recetas que están en negrita se incluyen en el capítulo 11. Las recetas con un asterisco (*) puedes consultarlas en mi web: www.DrPerlmutter.com

Día 1:

Desayuno: 2 huevos pochados con salsa o pico de gallo + medio aguacate con aceite de oliva y una pizca de sal marina.

Almuerzo: **Ensalada de verduras en capas** (p. 271) con 85 g de pollo a la plancha en dados.

Cena: **Verduras mixtas con nueces tostadas** (p. 273) + 85 g de pescado al horno o a la plancha.

Postre: Dos porciones de chocolate amargo con una cucharada de mantequilla de almendras.

Día 2:

Desayuno: ¡Sáltatelo!

Almuerzo: **Sopa de cebolla** (p. 266) + 2 muslos de pollo asados + guarnición de verduras mixtas.

Cena: **Asado de cerdo a la toscana** (p. 298) + col salteada + ½ taza de quinua (opcional).

Postre: **Pudin de coco** (p. 302).

Día 3:

Desayuno: **Frittata de brócoli, champiñones y puerros** (p. 258) + 1 taza de leche de almendras.

Almuerzo: Las sobras del asado de cerdo acompañadas con una ensalada verde que contenga por lo menos 3 verduras crudas o cocidas (por ejemplo, brócoli, rábanos o judías verdes) + medio aguacate + un chorrito de aceite de oliva.

Cena: Carne a la plancha + verduras al horno + la sopa de cebolla que sobró.

Postre: ½ taza de frutas del bosque frescas servidas con leche de coco.

Día 4:

Desayuno: La frittata que sobró + 1 taza de leche de almendras (opcional).

Almuerzo: Ensalada mixta con por lo menos 3 verduras crudas o cocidas y acompañada con pollo o pescado a la plancha.

Cena: **Pierna de cordero de pasto al horno** (p. 297) + cantidad ilimitada de verduras al vapor + ½ taza de arroz salvaje (opcional).

Postre: **Requesón con frutas del bosque y almendras tostadas** (p. 304).

Día 5:

Desayuno: **Batido poderoso de fresa** (p. 261).

Almuerzo: Las sobras del cordero con ensalada verde que

contenga por lo menos 3 verduras crudas (por ejemplo, brócoli, rábanos o judías verdes) + medio aguacate + un chorrito de aceite de oliva.

Cena: **Salmón salvaje al vapor con puerros y acelgas salteados** (p. 292) + ½ taza de arroz o quinua (opcional).

Postre: ¡Sáltatelo!

Día 6:

Desayuno: Yogur griego con nueces crudas y frutas del bosque frescas.

Almuerzo: Ensalada de verduras con 2 huevos cocidos, por lo menos 3 verduras (por ejemplo, apio, cebolleta, castañas de agua), medio aguacate, nueces picadas y queso cheddar rallado o en dados + 1 ración de fruta entera.

Cena: Pescado, pollo o carne a la plancha + calabacín a la plancha + **kale en su jugo** (p. 278).

Postre: **Mousse de chocolate sencillo** (p. 303).

Día 7:

Desayuno: **Huevos y verduras al horno** (p. 259).

Almuerzo: Verduras mixtas salteadas con mantequilla y ajo + pollo o pescado a la plancha.

Cena: **Sopa de albóndigas de cordero** (p. 268).

Postre: 2 o 3 porciones de chocolate amargo.

Día 8:

Desayuno: 2 huevos fritos servidos con aguacate y tomate en dados y un chorrito de aceite de oliva + cantidad ilimitada de verduras salteadas y otros vegetales.

Almuerzo: La sopa de albóndigas que sobró.

Cena: **Ensalada de champiñones, brócoli, y queso feta** (p. 286) + **salmón salvaje a las hierbas** (p. 291).

Postre: Una pieza de fruta.

Día 9:

Desayuno: 3 huevos revueltos con por lo menos 3 verduras (por ejemplo, espinaca, champiñones, cebolla) y queso de cabra + 1 taza de leche de almendras (opcional).

Almuerzo: **Ensalada de jícama** (p. 275) + guarnición de pavo asado.

Cena: **Curry de verduras a la tailandesa** (p. 283) + 85-100 g de pollo o carne.

Postre: **Pudin de coco** (p. 302).

Día 10:

Desayuno: Yogur griego de leche entera o de coco con nueces y semillas + 2 huevos duros o pasados por agua.

Almuerzo: **Ensalada de verduras en capas** (p. 271) con 85 g de pollo en dados a la plancha.

Cena: **Muslos de pollo asado con salsa de perejil** (p. 300)

+ cantidad ilimitada de verduras al vapor + ½ taza de quinua (opcional).

Postre: ¡Sáltatelo!

Día 11:

Desayuno: Huevos benedictinos con crepes de calabacín o **gachas mañaneras** (p. 262).

Almuerzo: Los muslos de pollo que sobraron + ensalada de verduras mixtas.

Cena: Pescado asado o a la plancha + espárragos y coles de Bruselas al horno + **fritura de tupinambo** (p. 279).

Postre: 28-56 g de queso.

Día 12:

Desayuno: ¡Sáltatelo!

Almuerzo: Ensalada de verduras mixtas con por lo menos 3 verduras crudas o cocidas diferentes, servida con pollo o pescado asado + **tupinambo al gratín** (p. 281).

Cena: Pollo o pescado a la plancha + **chucrut de verduras mixtas** (p. 287).

Postre: **Mousse de chocolate sencillo** (p. 303).

Día 13:

Desayuno: Yogur de leche de coco con frutos secos y semillas + 2 huevos duros o pasados por agua.

Almuerzo: Las chucrut de verduras que sobraron mezcladas con una ensalada o acompañando a pollo o pescado a la plancha.

Cena: **Hamburguesas de ternera de pasto** (p. 296) + ensalada verde o **filetes de pescado con aceitunas negras, alcachofas y ensalada de coles de Bruselas** (p. 293).

Postre: ¡Sáltatelo!

Día 14:

Desayuno: **Batido poderoso de fresa** (p. 261) o avena «sin avena»* + 2 huevos al gusto.

Almuerzo: **Crema de coliflor** (p. 267) + ensalada de verduras con pollo desmigado.

Cena: **Quiche de guisantes y queso de cabra** (p. 264) + ensalada mixta + 85 g de carne o pescado.

Postre: Una fruta entera.

¡Felicidades! Has completado las dos semanas del plan integral de *Más allá de tu cerebro*, con alimentos llenos de nutrientes que satisfacen tu alma y tu cuerpo. Espero que también hayas incorporado elementos de la lista de actividades de la p. 213 a tu nuevo estilo de vida. Confío en que a partir de ahora puedas seguir por tu cuenta. Si después de estas dos semanas no sabes qué comer, repite el plan de los 14 días hasta que te acostumbres a comer y a cocinar de forma saludable y te animes a empezar a experimentar en la cocina. Y ahora, pasemos a las recetas.

11

Recetas

Prepárate para elaborar platos deliciosos siguiendo las recetas de este capítulo. Cuando compres los ingredientes, recuerda elegir productos orgánicos, sin transgénicos ni gluten y carne de animales lo más silvestres posible. Compra siempre aceite de oliva virgen extra y aceite de coco. Revisa todas las etiquetas de los productos envasados para tener la seguridad de que no contienen nada sospechoso (véase la p. 129). Encontrarás la mayoría de los ingredientes que necesitarás en los supermercados. Algunas recetas exigen más tiempo de elaboración, así que planifica con antelación y cambia a una receta fácil los días que no tengas mucho tiempo. En fin, diviértete y disfruta siendo tu propio chef.

HUEVOS Y OTROS DESAYUNOS

Frittata de brócoli, champiñones y puerros

4 raciones

Una frittata se puede preparar con casi cualquier combinación de verduras y/o carnes, incluso con sobras de otros días. Algunas muy sabrosas pueden ser: calabaza y menta; tomate y albahaca; espárragos y salmón; cebolla y verduras troceadas; calabacín y queso feta; cerdo picado y queso gruyere... La lista es interminable. Las frittatas son perfectas como desayuno, almuerzo o cena, y pueden comerse recién salidas del horno o a temperatura ambiente.

1 cucharada de mantequilla sin sal, preferiblemente de vacas alimentadas con pasto

1 cucharada de aceite de oliva virgen extra

1 taza de puerros picados, solo la parte blanca

6 champiñones grandes, sin tallo, limpios y cortados en láminas

1 cucharadita de ajo picado

1½ tazas de brócoli finamente picado

Sal marina y pimienta negra molida

5 huevos grandes

¼ de taza de queso parmesano rallado

2 claras de huevo

Precalienta el horno a 175 °C

Engrasa un molde para horno con mantequilla. Reserva.

Pon la mantequilla y el aceite de oliva en una sartén grande a fuego medio. Agrega el puerro y muévelo con frecuencia durante 4 minutos aproximadamente o hasta que se poche. Añade los champiñones y el ajo, y mantenlos en el fuego, sin dejar de mover, durante 12 minutos o hasta que los champiñones hayan soltado todo el jugo y empiecen a dorarse. Agrega el brócoli y revuelve constantemente durante 3 o 4 minutos más, hasta que se ablande. Sazona con sal y pimienta.

Mientras se cocinan las verduras, casca los huevos en un cuenco mediano y bátelos un poco. Añade 2 cucharadas del queso y sazona con sal y pimienta.

Pon las claras de huevo en un cuenco mediano y bátelas con una batidora eléctrica hasta que queden firmes pero no secas. Mezcla de forma envolvente las claras y la mezcla de huevo y queso.

Agrega las verduras a los huevos y mezcla bien. Vierte en el molde y alisa la parte de arriba con una espátula. Espolvorea con el resto del queso y mete el molde en el horno.

Hornea durante 20 minutos o hasta que el centro esté hecho y la parte de arriba se vea dorada.

Saca del horno y déjalo reposar un par de minutos antes de cortar y servir.

Análisis nutricional por ración: calorías, 278; grasa, 15 g; proteína, 18 g; carbohidratos, 20 g; azúcar, 6 g; fibra, 6 g; sodio, 286 mg.

Huevos y verduras al horno

6 raciones

Este plato es magnífico para almorzar un domingo. Duplicar las cantidades es muy fácil, pero utiliza dos recipientes de horno. Es importante que lo saques del horno antes de que los huevos estén cocidos del todo, pues las yemas tienen que quedar líquidas para luego poder mezclarlas con las verduras.

1 cucharada de aceite de oliva virgen extra

1 cucharada de mantequilla sin sal, preferiblemente de vacas
    alimentadas con pasto

½ taza de puerros picados, solo la parte blanca

1 cucharada de ajo picado

Sal marina y pimienta negra molida

2 manojos de acelgas, sin los tallos y picadas en trozos grandes

¼ de taza de tomates deshidratados

1 cucharada de albahaca fresca picada

⅓ de taza de crema de leche, preferiblemente de vacas alimentadas
    con pasto

½ taza de queso fontina rallado

Precalienta el horno a 200 °C.

Engrasa un recipiente para horno con mantequilla. Reserva.

Calienta el aceite y la mantequilla en una sartén grande a fuego medio. Agrega los puerros y el ajo, sazona con sal y pimienta y mueve constantemente durante 8 minutos o hasta que los puerros se ablanden.

Añade todas las acelgas a la vez y remueve. Incorpora el tomate y la albahaca. Sazona con sal y pimienta, y remueve durante otros 10 minutos o hasta que todo se ablande.

Agrega la crema de leche y deja cocer otros 6 minutos, hasta que espese. Rectifica la sazón añadiendo sal y pimienta si es necesario.

Vierte la mezcla en el recipiente para horno y espárcela de forma homogénea. Con una cuchara de cocina, haz doce huecos en la mezcla. Rompe un huevo en cada hueco. Sazona cada huevo con sal y pimienta y espolvorea los huevos y la salsa con queso.

Hornea durante 15 minutos o hasta que las claras se vean un poco firmes y las yemas no se hayan cocido del todo.

Retira del horno y deja reposar 5 minutos para que las claras se terminen de cocer. Sirve.

Análisis nutricional por ración: calorías, 297, grasa 21 g; proteína, 17 g; carbohidratos, 10 g; azúcar, 3 g; fibra, 3 g; sodio, 585 mg.

Batido poderoso de fresa

1 ración

Los batidos tradicionales llevan mucho azúcar, pero este cumple mis estándares nutricionales y es una receta excelente para esas mañanas que no tienes tiempo de preparar un desayuno completo. Además, puedes llevártelo al trabajo y mantenerte saciado durante horas.

¼ de taza de leche de coco sin azúcar
¼ de taza de agua (o más, según la consistencia deseada)
¼ de taza de fresas congeladas
¼ de aguacate maduro, pelado y sin hueso
1 cucharada de semillas de girasol o de almendras, crudas y sin sal
1 cucharada de semillas de cáñamo
1 cucharada de mantequilla de semillas de girasol crudas, o de mantequilla de almendras crudas
1 cucharadita de jengibre fresco picado
½ cucharadita de canela en polvo

Echa todos los ingredientes en la batidora y tritura hasta que se forme una mezcla homogénea; con una espátula, baja lo que se pegue a las paredes para que no quede nada sin batir. Sirve inmediatamente.

Análisis nutricional por ración: calorías, 380; grasa, 32 g; proteína, 10 g; carbohidratos, 17 g; azúcar, 7 g; fibra, 7 g; sodio, 23 mg.

Gachas mañaneras

1 ración

Cuando pruebes esta deliciosa receta ya no querrás volver a comer las gachas corrientes. Acompáñala con una taza de café, té de kombucha o un poco de kéfir, leche de almendras o leche de coco. Este desayuno te dejará saciado toda la mañana.

½ taza de agua caliente (o más, según la consistencia deseada)
1½ cucharadas de semillas de chía
1½ cucharadas de semillas de cáñamo
1-2 cucharadas de lecitina de girasol (opcional)
1 cucharada de aceite de coco
1 cucharada de mantequilla de almendra
1 cucharadita de linaza molida (opcional)
1 cucharadita de canela en polvo
5 gotas de estevia, o al gusto
Sal marina
½ taza de arándanos, frambuesas, y/o moras

Combina todos los ingredientes (menos las frutas del bosque) en un cuenco. Mezcla bien. Decora con las frutas del bosque y sirve al instante.

Análisis nutricional por ración: calorías, 460; grasa, 37 g; proteína, 12 g; carbohidratos, 26 g; azúcar, 9 g; fibra, 11 g; sodio, 330 mg.

ENTRANTES

Salmón salvaje crudo con alcachofas en juliana

4 raciones

Esta ensalada ligera de alcachofa es el complemento perfecto del salmón crudo. Si no encuentras alcachofas tiernas, puedes utilizar espárragos crudos o hinojo en juliana. El salmón crudo y la alcachofa cruda aportan muchos beneficios.

226 g de salmón salvaje en filete, sin piel ni espinas
⅓ de taza de vinagre blanco
3 alcachofas *baby*
¼ de taza de aceite de oliva virgen extra, o más si es necesario
2 cucharaditas de zumo de limón recién exprimido
2 cucharadas de cebollín, estragón o perejil picado
Sal marina y pimienta negra molida
Rodajas de limón para decorar (opcional)

Con un cuchillo muy afilado, corta el salmón en sentido opuesto a las «vetas» o fibras de la carne. Haz filetes de medio centímetro de grosor. Coloca en los 4 platos el mismo número de filetes para formar una sola capa.

Cubre cada plato con papel film. Trabaja cada plato de uno en uno y utiliza una sartén pequeña (u otro objeto plano) para aplanar el salmón hasta que cubra la superficie del plato. No presiones con mucha fuerza o el salmón se deshará. Mete los platos en el frigorífico sin quitarles el papel film.

Llena un cuenco grande con agua fría. Agrega el vinagre blanco y reserva.

Quita las hojas verdes de las alcachofas. Corta cada alcachofa por la punta de las hojas (quítales medio centímetro). Si la alcachofa viene con tallo, córtalo también.

Con un buen cuchillo, corta cada alcachofa en láminas muy delgadas y ve metiéndolas de inmediato en el agua con vinagre para que no se oxiden.

Una vez que hayas terminado de cortar las alcachofas, retíralas del agua y sécalas con un paño de cocina. Colócalas en un cuenco mediano y agrega 2 cucharadas de aceite de oliva y el zumo de limón. Espolvorea con las hierbas y sazona con sal y pimienta. Revuelve para que todas las alcachofas se sazonen bien.

Saca el salmón del frigorífico y retira el papel film. Rocía con el aceite de oliva restante. Sazona ligeramente con sal y pimienta. Reparte raciones iguales de alcachofas en cada plato. Decóralos con una rodaja de limón y sirve al instante.

Análisis nutricional por ración: calorías, 260; grasa, 17 g; proteína, 17 g; carbohidratos, 13 g; azúcar, 2 g; fibra, 6 g; sodio, 260 mg.

Quiche de guisantes y queso de cabra

4 raciones

Este vistoso plato puede servirse como primero en una cena con amigos o como almuerzo acompañado de ensalada verde. Aunque puede parecer potente, los guisantes y las hierbas le dan una ligereza inesperada.

Mantequilla, para engrasar los moldes

1 taza de guisantes congelados

85 g de queso de cabra cremoso

4 huevos extragrandes a temperatura ambiente

1 taza de crema de leche, preferiblemente de vacas alimentadas con pasto

2 cucharadas de queso parmesano rallado

Sal marina y pimienta negra molida

2 cucharadas de cebolla de Cambray picada, solo la parte blanca

2 cucharadas de eneldo fresco picado

4 ramitas de eneldo fresco, para decorar (opcional)

Precalienta el horno a 180 °C.

Engrasa 4 moldes individuales para horno. Reserva.

Pon a hervir agua en un cazo pequeño. Cuando hierva, cuece los guisantes durante 1 minuto. Escúrrelos y sécalos. Reserva.

Pon el queso de cabra en un procesador de alimentos con cuchilla de metal. Agrega los huevos, la crema de leche y el queso parmesano. Sazona con sal y pimienta, y procesa hasta que quede un puré suave.

Vierte la mezcla en un cuenco mediano. Agrega las cebollitas y el eneldo picado y remueve bien.

Sazona los guisantes con sal y pimienta y repártelos en raciones iguales en el fondo de cada molde. Cubre con raciones iguales de la mezcla.

Coloca los moldes en una fuente para horno profunda. Pon agua hasta la mitad de los moldes y mete la fuente en el horno.

Hornea durante 25 minutos al baño maría o hasta que la quiche quede firme en el centro y ligeramente dorada en los bordes.

Saca del horno y pon los moldes sobre una rejilla. Déjalos enfriar durante 10 minutos.

Decora cada quiche con una ramita de eneldo, si te gusta, y sírvelas cuando estén tibias.

Análisis nutricional por ración: calorías, 390; grasa, 34 g; proteína, 14 g; carbohidratos, 8 g; azúcar, 1 g; fibra, 2 g; sodio, 370 mg.

SOPAS

Sopa de cebolla

6 raciones

Esta sopa está tan rica y deliciosa como la clásica versión francesa, aunque no lleve la cubierta de baguette tostada tradicional. Puedes prepararla con cebolla blanca o morada, pero la combinación de ambas aporta un color increíble y un ligero dulzor adicional.

½ taza (1 barra) de mantequilla sin sal, preferiblemente de vacas alimentadas con pasto

4 tazas (550 g aproximadamente) de cebolla morada en láminas

4 tazas (550 g aproximadamente) de cebolla blanca en láminas

2 hojas de laurel

1 anís estrella

½ taza de brandy

8 tazas de caldo de ternera (puede ser bajo en sodio)

Sal marina y pimienta negra molida

1½ tazas de queso gruyere rayado

Coloca la mantequilla en una cazuela grande a fuego bajo. Agrega la cebolla, el laurel y el anís, y remueve con frecuencia durante 20 minutos o hasta que la cebolla empiece a caramelizarse y adquiera un color dorado.

Añade el brandy, sube el fuego y deja hervir durante 3 o 4 minutos para que se evapore el alcohol. Agrega el caldo y sazona con sal y pimienta. Lleva a punto de ebullición y baja el fuego para que cueza durante otros 30 minutos o hasta que la cebolla esté muy suave y la sopa tenga mucho sabor. Retira del fuego y desecha las hojas de laurel y el anís.

Rectifica la sazón. Sirve en tazones y cubre de inmediato cada uno con queso para que el calor de la sopa lo derrita.

Sirve inmediatamente.

Análisis nutricional por ración: calorías, 360; grasa, 24 g; proteína, 14 g; carbohidratos, 15 g; azúcar, 9 g; fibra, 2 g; sodio, 370 mg.

Crema de coliflor

4 raciones

A pesar de su nombre, esta sopa no lleva crema de leche. El sabor y la textura aterciopelada de las verduras crean un plato perfecto, y el añadido de mantequilla derretida hace que esté mucho más rica que cualquier otra crema sencilla.

Puedes hacerla hasta con dos días de antelación y guardarla en un recipiente hermético en el frigorífico. Recaliéntala y prepara la mantequilla derretida justo antes de servir.

1 cabeza de coliflor en trozos pequeños, incluido el tallo
½ taza de puerro picado, solo la parte blanca
Sal marina
½ taza (1 barra) de mantequilla sin sal, preferiblemente de vacas alimentadas con pasto
Pimienta blanca molida

Reserva ½ taza de los floretes de coliflor y coloca el resto en una cazuela mediana. Agrega el puerro y 4 tazas de agua fría. Sazona generosamente con sal y calienta a fuego alto.

Lleva a punto de ebullición, tapa la olla, baja el fuego y deja hervir despacio durante 12 minutos o hasta que la coliflor se ablande bastante.

Mientras, calienta la mantequilla en una sartén pequeña a fuego medio bajo. Agrega los floretes de coliflor que reservaste y remuévelos con frecuencia durante 7 minutos o hasta que la mantequilla se dore y desprenda un aroma a nuez y la coliflor esté ligeramente cocida. Retira del fuego y mantén caliente.

Retira la cazuela de la coliflor y el puerro del fuego y, con una espumadera, pasa las verduras al robot de cocina. Añade 1 taza del agua en la que cociste las verduras y reserva el resto del líquido.

Empieza a triturar y ve agregando agua poco a poco hasta que tenga la consistencia de una crema. Sazónala con sal y pimienta blanca.

Reparte en tazones. Agrega una cucharada de floretes salteados en el centro de cada tazón y vierte un poco de la mantequilla dorada por encima.

Sirve inmediatamente.

Análisis nutricional por ración: calorías, 240; grasa, 23 g; proteína, 3 g; carbohidratos, 8 g; azúcar, 3 g; fibra, 3 g; sodio, 314 mg.

Sopa de albóndigas de cordero

8 raciones

Este plato, cortesía de Seamus Mullen, chef y dueño del restaurante Tertulia en Nueva York, es estupendo para una velada con los amigos o para un domingo por la noche. Puedes comer lo que sobre en los almuerzos de la semana.

Para las albóndigas:

2 huevos grandes
1 taza de almendras, remojadas en leche durante 30 minutos,
      escurridas y finamente picadas
½ taza de hierbas frescas picadas, como orégano, romero y/o tomillo
1 cucharada de vino blanco (opcional)
2 dientes de ajo picados
2 cucharadas de sal kosher
1 cucharadita de cayena
1 cucharadita de cilantro molido
1 cucharadita de comino molido
1 cucharadita de hinojo molido
½ cucharadita de pimienta negra molida
1 kilo de carne de cordero picada

Para la sopa:

2 cucharadas de aceite de oliva virgen extra, y un poco más para
      decorar
4-6 zanahorias pequeñas, picadas
4 cebollas cipollini, peladas
1 taza de setas de cardo picadas
1 bulbo de hinojo cortado en trozos de 2 cm
2 dientes de ajo en láminas
1 taza de vino blanco
6 tazas de caldo de pollo
2 ramitas de tomillo fresco
1 ramita de romero fresco
Sal marina y pimienta negra molida
1 taza de quinua roja, lavada
1 chile jalapeño, sin las pepitas y cortado en láminas
2 tazas de edamames cortados por la mitad
1 taza de *radicchio* picado
Eneldo, cilantro, albahaca, hojas de hinojo y/o menta, frescos y
      picados para decorar

Para las albóndigas: bate los huevos en un cuenco grande, agrega el resto de los ingredientes menos la carne y mezcla. Añade la carne y mezcla bien con las manos. Coge un pedazo y forma una bola pequeña con las manos. Repite el proceso con el resto de la carne.

Para la sopa: en una cazuela grande, calienta el aceite de oliva y dora las albóndigas. Pásalas a un plato forrado con papel de cocina. Echa la zanahoria, la cebolla, los champiñones y el hinojo en la cazuela, y cuece durante 3 minutos; luego agrega el ajo y deja 1 minuto más. Añade el vino blanco y deja que el alcohol se evapore, unos 3 minutos. Pon el caldo de pollo, las hojas de laurel, el tomillo y el romero, y espera a que empiece a hervir. Baja el fuego y sazona con sal y pimienta.

Agrega la quinua y deja cocer 15 minutos, hasta que se abra. Luego incorpora las albóndigas y deja cocer 2 minutos más. Las albóndigas deben tener una temperatura interna de 48 °C; en la boca, deben estar calientes pero no quemar. Una vez que alcancen la temperatura interna deseada, agrega el jalapeño, los edamames y el *radicchio*. Deja cocer otros 3 minutos, hasta que las verduras estén tiernas.

Sirve al instante y decora cada plato con un chorrito de aceite de oliva y una cantidad generosa de hierbas picadas.

Análisis nutricional por ración: calorías, 650; grasa, 35 g; proteína, 40 g; carbohidratos, 45 g; azúcar, 8 g; fibra, 13 g; sodio, 680 mg.

ENSALADAS

Ensalada de verduras en capas

6 raciones

Esta es una ensalada estupenda para un día en que vayas a tener compañía; puedes prepararla con antelación y mezclarla en el último minuto. La cebolla morada le da un color bonito pero no es imprescindible; puedes usar cebolla blanca. Sin embargo, no reemplaces la col china o de Saboya por col normal o col morada, pues son más duras.

3 cebollas moradas, peladas
6 tazas (680 g aproximadamente) de col china
    o de Saboya picada
1 jícama grande, pelada y rallada
4 tazas de rábanos en rodajas finas
½ taza de yogur natural entero orgánico
½ taza de mayonesa Cerebro de pan (véase la receta en la p. 272)
2 cucharadas de anchoas picadas en aceite de oliva
2 cucharadas de hierbas frescas picadas, como menta, albahaca,
    perejil y/o tomillo
Sal marina y pimienta negra molida (opcional)

Con un cuchillo muy afilado, corta la cebolla en láminas muy delgadas. Colócala en un cuenco grande con agua helada y déjalas reposar 10 minutos. Escurre y sécala bien.

Cubre el fondo de una ensaladera grande con una capa delgada de col, luego añade una capa delgada de cebolla, otra de jícama y, por último, una de rábano. Repite el proceso hasta acabar los vegetales.

Pon el yogur, la mayonesa, las anchoas y las hierbas en un cuenco pequeño y mezcla bien. Vierte el aderezo sobre la ensalada y extiéndelo de manera uniforme sobre la parte superior. Cubre con papel film y mete en el frigorífico de 6 a 24 horas.

Antes de servir, remueve bien la ensalada. Pruébala y añade sal y pimienta si es necesario.

Análisis nutricional por ración: calorías, 232; grasa, 16 g; proteína, 5 g; carbohidratos, 17 g; azúcar, 7 g; fibra, 6 g; sodio, 390 mg.

Mayonesa Cerebro de pan

Para 2 tazas aproximadamente

El secreto de esta mayonesa es que se elabora con aceite de aguacate, con lo que el resultado es mucho más nutritivo y delicioso. Utilízala como cualquier otra: para untar o como aderezo. Compra aceite de aguacate orgánico y, preferiblemente, anchoas de pesca sostenible.

3 yemas grandes a temperatura ambiente
½ cucharadita de sal marina
¼ de cucharadita de mostaza en polvo
1 cucharada de vinagre de champán o de zumo de limón recién exprimido
1½-2 tazas de aceite de aguacate
1 cucharada de agua caliente

Llena el vaso del robot de cocina con agua hirviendo y déjalo reposar un par de minutos (solo la necesitas para calentar el vaso, así los huevos se espesarán más fácilmente). Vacía el vaso, sécalo enseguida y ponlo en el robot. Echa las yemas de huevo y bate a velocidad media hasta que se espesen. Añade la sal y la mostaza en polvo y mezcla rápidamente. Agrega el vinagre y sigue batiendo.

Sin dejar de batir, vierte el aceite en un chorrito muy delgado y lo más despacio que puedas. Cuanto más despacio, más homogénea será la emulsión. Cuando hayas echado la mitad del aceite, la salsa resultante debería parecerse a una crema. En ese momento puedes verter el aceite en un chorro un poco más grueso, pues ya no hay peligro de que la mayonesa se corte. Si te parece muy espesa y lo que quieres es una mayonesa ligera, pon un poquito más de vinagre. Sigue agregando el resto del aceite y batiendo hasta que quede bien mezclado con los huevos. Después, añade el agua caliente justa (no más de 1 cucharada) para suavizar la mezcla. Pasa la mayonesa a un frasco limpio con tapa. Cierra y guárdalo en el frigorífico hasta cinco días.

Análisis nutricional por ración (1 cucharada): calorías, 105; grasa, 11 g; proteína, 0 g; carbohidratos, 0 g; azúcar, 0 g; fibra, 0 g; sodio, 34 mg.

Verduras mixtas con nueces tostadas

4 raciones

Esta ensalada combina un aderezo de cebollas caramelizadas, nueces crujientes y verduras un poco amargas en un plato aromático y que sacia. Es ideal como almuerzo o como guarnición para pescado o pollo a la plancha.

1 cebolla morada grande, pelada y cortada a lo largo en 8 trozos
½ taza y 1 cucharada de aceite de nuez
1 cucharada de vinagre balsámico
¼ de taza de caldo de pollo natural o envasado bajo en sodio

3 cucharadas de vinagre balsámico blanco

Sal marina y pimienta negra molida

7 tazas de verduras amargas finamente picadas, como endivias,
    radicchio, diente de león, hojas de mostaza y/o kale

1 taza de nueces tostadas y picadas

1 chalote morado pequeño, pelado, cortado por la mitad
    y en láminas finas

Precalienta el horno a 20 °C.

Coloca los trozos de cebolla en una fuente para horno antiadheren-
te. En un cuenco pequeño, mezcla 1 cucharada de aceite con el vinagre
balsámico y viértelo sobre la cebolla. Mete en el horno durante 30 minutos o hasta que las cebollas se doren y se caramelicen; dales la vuelta
de cuando en cuando. Saca del horno y deja enfriar un poco. Se trata de
que la cebolla siga tibia cuando hagas el aderezo.

Coloca la cebolla tibia en un procesador de alimentos con cuchilla
de metal. Echa el resto del aceite, el caldo de pollo y el vinagre balsámico blanco. Bate hasta que quede un puré suave. Sazona con sal y pimienta. (Si has preparado el aderezo con antelación, tendrás que calen-
tarlo un poco antes de añadirlo a la ensalada.)

Coloca las verduras en una ensaladera grande. Vierte una cantidad
suficiente de aderezo por encima para que cubra todas las hojas; es posible que no necesites usarlo todo. Mezcla bien.

Agrega las nueces tostadas y el chalote, y remueve una vez más.
Comprueba la sazón y, de ser necesario, agrega más sal y pimienta.

Sirve inmediatamente.

Análisis nutricional por ración (si utilizas todo el aderezo): calorías, 600; grasa, 53 g; proteína, 14 g; carbohidratos, 30 g; azúcar, 5 g; fibra, 17 g; sodio, 140 mg.

Ensalada de jícama

4 raciones

Este aderezo un tanto ácido es el complemento perfecto para la dulce y crujiente jícama. Cuando la mezclas con *radicchio*, el resultado es una ensalada de texturas y sabores complejos.

¼ de taza de tomates deshidratados picados
1 cucharada de cilantro fresco picado
1 cucharada de cebollín fresco picado
3 cucharadas de vinagre de champán
2 cucharaditas de zumo de lima recién exprimido
1 cucharadita de zumo de limón recién exprimido
2 cucharaditas de aceite de oliva virgen extra
Pimienta negra molida
3 tazas de jícama en juliana
1 taza de *radicchio* en tiras
Queso parmesano o requesón salado, para rallar

Combina los tomates con el cilantro y el cebollín en un recipiente pequeño. Agrega el vinagre, el zumo de lima y de limón, y el aceite de oliva. Sazona generosamente con pimienta y revuelve muy bien. Cubre y métalo en el frigorífico (mínimo, 1 hora; máximo, 4 horas).

Coloca la jícama en un cuenco grande con agua helada y enfría en el frigorífico durante 1 hora.

Cuando vayas a servir, escurre bien la jícama y sécala. Pásala a un cuenco mediano y cubre con el aderezo de tomate. Mezcla bien.

Pon una capa de *radicchio* en el centro de 4 platos de ensalada. Monta una ración de jícama en cada uno y ralla queso encima. Sirve al instante.

Análisis nutricional por ración: calorías, 180; grasa, 9 g; proteína, 10 g; carbohidratos, 12 g; azúcar, 3 g; fibra, 5 g; sodio, 350 mg.

Torre de tomate y albahaca con beicon, eneldo y aderezo de kéfir

1 ración

Esta receta es de mi buen amigo Fabrizio Aielli, chef del restaurante Sea Salt en mi ciudad, Naples, Florida. Disfruta de este plato como aperitivo, refrigerio en el fin de semana o guarnición. Cuando encuentres un tomate con el punto de maduración perfecto, haz esta receta.

1 tomate maduro cortado en 3 rodajas (desecha la parte superior e inferior)
2 hojas de albahaca frescas
2 cucharadas de aderezo de kéfir (p. 277)
2 filetes de beicon crujiente y finamente picado
1 cucharada de aceite de oliva virgen extra
Sal marina

Forma una torre de tomate poniendo una hoja de albahaca entre rodaja y rodaja. Rocía con un poco del aderezo de kéfir y esparce el beicon por encima. Termina con un chorrito de aceite de oliva y sal.

Análisis nutricional por ración: calorías, 273; grasa, 24 g; proteína, 9 g; carbohidratos, 9 g; azúcar, 6 g; fibra, 2 g; sodio, 480 mg.

Aderezo de kéfir

Para poco más de 2 tazas

El kéfir tiene un sabor agrio y refrescante. Su textura es similar a la del yogur bebible, por lo que va muy bien como aderezo.

2 tazas de kéfir
2 cucharadas de vinagre de vino tinto
1 ramita de eneldo fresco, picado
2 cucharadas de aceite de oliva virgen extra
Sal marina y pimienta negra molida

En un cuenco mediano, pon el kéfir, el vinagre y el eneldo y remueve. Sin dejar de batir, echa poco a poco el aceite de oliva, hasta que todo quede emulsionado.

Sazona con sal y pimienta. Guarda el aderezo en un recipiente hermético dentro del frigorífico hasta una semana.

Análisis nutricional por ración (2 cucharadas): calorías, 34; grasa, 3 g; proteína, 1 g; carbohidratos, 1 g; azúcar, 1 g; fibra, 0 g; sodio, 50 mg.

VERDURAS

Kale en su jugo

4 raciones

Tras años de ser completamente ignorado, salvo en la cocina portuguesa, el kale vive su momento de gloria. Es una verdura rica en fibra, antioxidantes y vitaminas, y es magnífica para desintoxicar. Se ha demostrado que ayuda a disminuir el riesgo de desarrollar muchos tipos de cáncer. Creo que esta es una receta especialmente deliciosa para añadir a tu repertorio de kale.

2 manojos de kale
3 cucharadas de aceite de oliva extravirgen
1 cebolla grande pelada y picada en juliana
1 cucharada de puré de ajos al horno (5 dientes de ajo
     aproximadamente; véase la nota)
Sal marina
Cayena machacada
2 cucharadas de vinagre de vino tinto

Desecha los tallos duros del kale. Apila las hojas y córtalas en trozos gruesos. Lávalas con agua fría y comprueba que no queda tierra. Escúrrelas, pero no las seques demasiado, necesitas un poco de agua para hacerlas en su jugo.

Calienta el aceite en una sartén grande a fuego medio. Echa una capa de kale junto con la cebolla y deja que se ablande; sigue añadiendo kale hasta que se acabe. Agrega el puré de ajo y sazona con sal y cayena machacada. Tapa la sartén y deja durante 10 minutos o hasta que todo esté bien blando.

Retira del fuego y destapa. Rocía con el vinagre y remueve para que todo se integre. Sirve al instante.

NOTA para hacer el puré de ajos al horno: Precalienta el horno a 180 °C. Si vas a utilizar cabezas de ajo enteras, corta medio centímetro de la parte del tallo con un cuchillo muy afilado. Cubre (la cabeza o los dientes por separado) con aceite de oliva virgen extra. Envuelve con papel encerado, coloca en una fuente y mete en el horno. Retira cuando los ajos estén blandos y hayan soltado su aroma (la cabeza entera tardará unos 25 minutos; los dientes de ajo separados, unos 12 minutos). Desenvuelve y deja enfriar. Exprime los ajos con los dedos para sacarles toda la pulpa. No pasa nada si los dientes no salen enteros, necesitas una consistencia de puré. Utiliza este puré de inmediato, o guárdalo en el frigorífico, dentro de un recipiente hermético, hasta una semana.

Análisis nutricional por ración: calorías, 210; grasa, 12 g; proteína, 6 g; carbohidratos, 24 g; azúcar, 9 g; fibra, 6 g; sodio, 140 mg.

Fritura de tupinambo

4 raciones

El tupinambo, también conocido como alcachofas de Jerusalén, no tiene nada que ver ni con las alcachofas ni con Jerusalén, aunque su perfil de sabores es similar al de estas. Suele comerse crudo, en ensaladas, pero cocido puede utilizarse como sustituto de la patata, como en esta receta, que es similar al plato tradicional judío *latkes*.

900 g de tupinambos bien lavados y secos

1 chalote, pelado y picado

4 cucharadas de mantequilla sin sal derretida, preferiblemente de
   vacas alimentadas con pasto (utiliza más si es necesario)

Sal marina y pimienta negra molida

Con una mandolina, corta los tupinambos en juliana (si los cortas con la cuchilla para rallar de un procesador de alimentos te quedarán mucho más húmedos de lo deseado). Coloca las láminas de tupinambo en un cuenco mediano y mezcla con el chalote.

Pasa la mezcla a un paño limpio de cocina. Tira hacia arriba de los extremos del trapo y retuércelos. Exprime bien la mezcla de tupinambo y chalote para retirar el exceso de líquido.

Pon 2 cucharadas de mantequilla en una sartén grande a fuego bajo. Añade la mezcla de tupinambo ya exprimida y aplástala con una espátula para darle forma de pastel. Sazona con sal y pimienta. Cocina a fuego medio durante 12 minutos o hasta que la parte de abajo quede dorada y crujiente. Ajusta el fuego para que el tupinambo se cueza bien y el pastel no se queme. Pon más mantequilla si es necesario para que no se pegue a la sartén.

Si quieres añadir un toque de emoción, da la vuelta al pastel con dos espátulas. Si no estás para emociones, pasa el pastel a un plato y luego cúbrelo con otro plato y dale la vuelta. Echa otra vez el pastel en la sartén para que se cocine la otra cara.

Asegúrate de que el fuego sigue bajo y vuelve a aplastar un poco con la espátula. Agrega el sobrante de mantequilla a la sartén y deja cocer otros 7 minutos, hasta que la otra cara se dore y el tupinambo esté bien cocido.

Extiende dos trozos de papel de cocina en una superficie limpia y plana. Coloca el pastel encima para que el papel absorba el exceso de mantequilla.

Pasa la fritura a un plato, corta en cuatro porciones y sirve.

Análisis nutricional por ración: calorías, 200; grasa, 8 g; proteína, 3 g; carbohidratos, 29 g; azúcar, 16 g; fibra, 3 g; sodio, 150 mg.

Tupinambo al gratín

4 raciones

En esta receta, el suave sabor del tupinambo se complementa muy bien con el yogur y el queso. Si no encuentras tupinambos, sustitúyelos por corazones de alcachofa. El resultado, acompañado con una bonita ensalada, será una cena magnífica.

2 cucharadas de mantequilla sin sal, preferiblemente de vacas alimentadas con pasto
1 cucharada de aceite de oliva virgen extra
2 chalotes grandes, pelados y cortados en láminas
1 cucharadita de ajo picado
450 g de tupinambos, pelados y cortados en rodajas finas
1 cucharadita de tomillo fresco
1 cucharadita de estragón fresco
Sal marina y pimienta negra molida
De ⅓ a ½ taza de caldo de verduras bajo en sodio
¼ de taza de yogur entero orgánico con cultivos activos vivos
56 g de queso cheddar rallado

Precalienta el gratinador del horno.

Pon la mantequilla y el aceite en una sartén grande apta para horno a fuego medio. Cuando esté caliente, agrega los chalotes y el ajo, y revuelve durante 6 minutos o hasta que los chalotes se hayan pochado.

Agrega el tupinambo, el tomillo y el estragón. Sazona con sal y pimienta, y añade ⅓ de taza de caldo. Tapa la sartén, baja el fuego y deja que el caldo hierva durante 15 minutos, removiendo de vez en cuando, hasta que el tupinambo esté tierno, pero sin que se ablande demasiado. Si todo el caldo se evapora, pon un poco más. Destapa y deja cocer moviendo durante 4 minutos o hasta que el tupinambo se haya glaseado.

Retira la sartén del fuego. Agrega el yogur y distribúyelo uniformemente. Prueba y rectifica la sazón si es necesario.

Reparte el queso por encima y pon la sartén en el gratinador durante 3 minutos o hasta que el queso se derrita y se dore. Retirar y servir inmediatamente.

Análisis nutricional por ración: calorías, 222; grasa, 14 g; proteína, 6 g; carbohidratos, 19 g; azúcar, 10 g; fibra, 2 g; sodio, 266 mg.

Col con especias de la India

6 raciones

Un toque de especias en una col salteada transforma un plato corriente en algo sublime. Si no te gusta el picante, elimina el chile de esta receta. Tal vez tengas que agregar un poco de agua a la col para evitar que se dore demasiado rápido, pero no añadas demasiada, pues la col caramelizada aporta sabor y textura a la mezcla.

3 cucharadas de ghee o mantequilla clarificada, preferiblemente
    de vacas alimentadas con pasto
1 cucharadita de semillas de mostaza
1 cucharada de ajo picado
1 cucharadita de cúrcuma en polvo
¼ de cucharadita de comino molido
680 g de col o col morada, cortada muy fina y sin el tronco del centro
1 guindilla verde pequeña, sin las pepitas y picada
Sal marina

Calienta el ghee o la mantequilla en una sartén grande a fuego medio. Agrega las semillas de mostaza, tapa y deja al fuego durante un par de minutos, hasta que las semillas empiecen a reventar.

Retira e incorpora el ajo, la cúrcuma y el comino. Pon la sartén a fuego medio y deja cocer durante 2 minutos más, para que el ajo se ablande, removiendo con frecuencia. Agrega la col, la guindilla y la sal. Deja cocer revolviendo constantemente durante 1 minuto, hasta que toda la col se impregne de la mantequilla y las especias.

Tapa la sartén de nuevo y cuece durante otros 5 minutos o hasta que la col esté un poco crujiente; si prefieres que quede bien cocida, déjala otros 20 minutos o hasta que quede muy blanda.

Retira del fuego y sirve.

Análisis nutricional por ración: calorías, 102; grasa, 7 g; proteína, 2 g; carbohidratos, 9 g; azúcar, 4 g; fibra, 3 g; sodio, 31 mg.

Curry de verduras a la tailandesa

4 raciones

Aunque es posible comprar pastas de curry rojo o verde que aportan a la comida ese sabor tan propio de la cocina tailandesa, yo prefiero preparar el curry desde cero (p. 284). Se conserva muy bien, lo que permite preparar un plato al curry de última hora. Si quieres que esta receta sea completamente vegetariana, elimina la salsa de pescado y la pasta de camarones de los ingredientes o, si lo prefieres, sustitúyelas por ½ taza de alga wakame rallada o de cualquier otra alga para darle un toque de sabor a mar sin utilizar marisco.

1 cucharada de aceite de coco

½ taza de cebolla picada

1 cucharadita de ajo picado

1 cucharadita de jengibre fresco picado

3 cucharadas de pasta de curry rojo (véase abajo)

2 tazas de caldo de verduras bajo en sodio

1 lata (380 g) de leche de coco sin azúcar

1 berenjena pequeña, picada en dados pequeños

1 pimiento rojo pequeño, sin tallo ni semillas y cortado en dados

3 tazas de floretes de brócoli

4 tazas de espinaca *baby*, sin los tallos

Calienta el aceite en una sartén grande a fuego medio. Incorpora la cebolla, el ajo y el jengibre, y deja cocer, moviendo constantemente, durante 4 minutos o hasta que todo se ablande. Agrega la pasta de curry, el caldo y la leche de coco, y deja que hierva. Añade la berenjena, el pimiento y los floretes de brócoli, y sigue cociendo durante 10 minutos o hasta que las verduras estén tiernas, moviendo con frecuencia. Agrega la espinaca y baja el fuego. Tapa la sartén y deja cocer unos 5 minutos más, hasta que las verduras queden blandas.

Sirve inmediatamente.

Análisis nutricional por ración: calorías, 290; grasa, 19 g; proteína, 7 g; carbohidratos, 24 g; azúcar, 8 g; fibra, 8 g; sodio, 332 mg.

Pasta de curry rojo

Para 1 taza aproximadamente

Una vez que veas lo fácil que es hacer pasta de curry casera con esta receta, jamás volverás a comprarla preparada. Esta pasta, inspirada en la cocina tailandesa, es más rica, sabrosa y saludable que cualquiera que compres en un supermercado. Puedes utilizarla en gran variedad de platos vegetarianos, así como con mariscos, aves o carne de ternera. También puedes agregar un poco a las sopas para darles un toque exquisito.

10 guindillas rojas secas sin semillas

1 taza de agua hirviendo

10 granos de pimienta negra enteros

1 cucharadita de semillas de alcaravea tostadas

1 cucharadita de semillas de cilantro tostadas

½ cucharadita de cúrcuma en polvo

¼ de cucharadita de canela en polvo

3 cucharadas de chalotes picados

2 cucharadas de citronela o 1 cucharada de cáscara de limón rallada

2 cucharadas de hojas de cilantro frescas

1 cucharada de ajo picado

1 cucharada de pasta de camarones

1 cucharada de salsa de pescado

1 cucharadita de cáscara de lima rallada

Coloca las guindillas en un recipiente resistente al calor, agrega el agua hirviendo y deja que se hidraten durante 15 minutos. Escurre y seca muy bien.

Pon las guindillas, la pimienta, la alcaravea, las semillas de cilantro, la cúrcuma y la canela en un molinillo de especias o en la batidora. Tritura hasta que queden bien integradas.

Pon la mezcla en un procesador de alimentos con cuchilla de metal. Agrega el chalote, la citronela, el ajo, la pasta de camarones, la salsa de pescado y la ralladura de limón. Procesa hasta que se forme una pasta gruesa. Si es necesario, añade agua fría, una cucharada cada vez, para suavizar la mezcla.

Si no usas la pasta de inmediato, puedes guardarla en el frigorífico, en un recipiente de vidrio, tapado, durante 1 mes.

Análisis nutricional por ración (1 cucharada): calorías, 27; grasa, 0 g; proteína, 2 g; carbohidratos, 4 g; azúcar, 0 g; fibra, 0 g; sodio, 210 mg.

Ensalada de champiñones, brócoli y queso feta

4 raciones

Esta receta es muy fácil de preparar; basta con poner todos los ingredientes en una cazuela y cocinar. Nada mejor para después de un largo día de trabajo. Puedes sustituir el brócoli por coliflor y el queso feta por casi cualquier queso semiblando o duro que te guste.

- 1 cabeza de brócoli
- 2 cucharadas de aceite de oliva virgen extra
- 1 cucharada de mantequilla sin sal, preferiblemente de vacas alimentadas con pasto
- 400 g de champiñones, limpios, sin tallos y en láminas
- 1 cucharadita de ajo picado
- Sal marina y pimienta negra molida
- 225 g de queso feta desmenuzado (1½ tazas aproximadamente)
- 2 cucharadas de albahaca fresca picada

Corta el brócoli en floretes. Pela los tallos para quitarles la parte dura exterior y pica lo demás en rodajas delgadas. Reserva.

Precalienta el gratinador.

Calienta el aceite y la mantequilla en una sartén grande a fuego medio. Incorpora los champiñones y el ajo y, moviendo, déjalo en el fuego durante 10 minutos o hasta que los champiñones hayan soltado todo el jugo y empiecen a dorarse.

Añade el brócoli y sigue cocinando sin dejar de mover durante 5 minutos o hasta que el brócoli esté al dente.

Sazona con sal y pimienta.

Agrega el queso feta y la albahaca y mezcla bien. Tapa la sartén durante 2 minutos, hasta que el queso empiece a derretirse.

Aparta del fuego y pon la sartén bajo el gratinador un par de minutos para que el queso se dore ligeramente. Retira y sirve al instante.

Análisis nutricional por ración: calorías, 300; grasa, 20 g; proteína, 15 g; carbohidratos, 25; g; azúcar, 5 g; fibra, 6 g; sodio, 830 mg.

Chucrut de verduras mixtas

Para 2 litros aproximadamente

Tiempo de preparación: una semana

Si a la col con la que tradicionalmente se prepara este plato le agregas kale y guindilla, el resultado es una mezcla rica en vitamina C, y el líquido es igual de nutritivo que las verduras. Con solo una cucharada habrás aumentado considerablemente tu ingesta diaria de esta vitamina. Para darle un toque ácido y mayor valor nutricional, puedes añadir el zumo y la cáscara de un limón. Si deseas darle un toque dulce, añade el zumo y la cáscara de una naranja mediana. Sírvela como guarnición con carne, pollo o pescado asado; mézclala con una ensalada, o cómela sola como refrigerio.

450 g de col cortada fina
450 g de jícama pelada y rallada
1½ tazas de kale cortado fino
¾ de taza de manzana verde rallada
½ taza de puerro cortado fino, solo la parte blanca
1 cucharadita de ajo picado
1 cucharadita de cayena en polvo
1½ cucharaditas de sal marina fina, preferiblemente sal rosa del
    Himalaya
¼ de taza de suero de leche, o 1 paquete de cultivo iniciador
Agua destilada, la necesaria

Pon la col, la jícama, el kale, las manzanas, el puerro, el ajo y el chile en un cuenco grande y mezcla todo muy bien. Agrega la sal y, con las manos, amasa hasta que las verduras exuden un poco de líquido.

Pon una cantidad igual de mezcla de verduras y de líquido en dos frascos de vidrio esterilizados con 1 litro de capacidad y con tapas nuevas y limpias. Utilizando los dedos, un vaso pequeño que quepa en el frasco o una mano de mortero, presiona las verduras lo más fuerte que puedas para que el líquido suba y las cubra. Pon 2 cucharadas de suero de leche en cada frasco. Entre la mezcla y la tapa del frasco debe quedar un espacio de 3 a 5 cm para que las verduras puedan expandirse cuando fermenten. Si el líquido no cubre por completo los vegetales, añade suficiente agua destilada fría para que todo quede sumergido.

Pon un poco de agua fría dentro de una bolsa de plástico resellable. Se trata de crear una pesa cuya presión mantenga las verduras debajo del líquido. Cierra la bolsa con cuidado de que no tenga aire. Colócala encima de las verduras y comprueba que pesa lo necesario. Cierra bien el frasco.

Deja en un lugar oscuro y fresco durante una semana. Revisa a diario si las verduras siguen cubiertas por el líquido. Si no es el caso, abre el frasco y quita la bolsa con agua. Retira cualquier hongo o suciedad que se haya formado (este hongo no hace daño, solo resulta poco apetitoso). Cubre de nuevo con agua destilada y empuja las verduras hacia abajo otra vez. Coloca de nuevo la pesa de agua y cierra el frasco. Reserva otra vez en un lugar oscuro y fresco. Estará listo para comer al cabo de una semana, pero puedes guardar el chucrut en el frigorífico durante nueve meses.

Análisis nutricional por ración (½ taza): calorías, 30; grasa, 0 g; proteína, 2 g; carbohidratos, 7 g; azúcar, 2 g; fibra, 1 g; sodio, 230 mg.

Verduras al estilo asiático

Para 1 litro

Tiempo de preparación: tres días

En Asia las hortalizas encurtidas, en especial la hoja de mostaza, se sirven solas o como ingredientes de sopas, estofados o platos con arroz. Esta receta tiene bastante sabor gracias a la combinación de hortalizas picantes, guindillas, jengibre y ajo aromáticos. Todos esos ingredientes aportan beneficios para la salud, y la fermentación los aumenta.

225 g de hojas de diente de león, mostaza o kale
1 cucharada de jengibre fresco cortado en láminas
1 cucharadita de ajo cortado en láminas
2 guindillas rojas o verdes cortadas a lo largo por la mitad
2 tazas de agua destilada, y más si es necesaria
¼ de taza de vinagre de sidra natural
2 cucharadas de azúcar de coco (véase la nota)
1 cucharada de sal marina fina
3 anises estrella

Separa las hojas de los tallos de las hortalizas. Corta los tallos en trozos de 5 cm y pica las hojas. Coloca los tallos troceados en una jarra medidora con capacidad para 4 tazas y añade la cantidad suficiente de hojas picadas para llenar la jarra una vez que todo quede ligeramente apretado. Pasa estas verduras a un cuenco. Agrega el jengibre y el ajo, y mezcla muy bien.

Pasa la mezcla de verduras a un frasco de vidrio limpio y esterilizado, con capacidad para 1 litro y tapa nueva y/o hermética. Incorpora las guindillas conforme vayas metiendo la verdura dentro del frasco.

Pon el agua destilada, el vinagre, el azúcar y la sal en un cazo pequeño a fuego medio. Deja que dé un hervor y retira del fuego de inmediato.

Agrega el anís estrella y deja que la mezcla se enfríe durante 3 minutos. Vierte en las hortalizas y asegúrate de que el líquido cubre las hojas por completo. Deja de 3 a 5 cm de espacio entre la mezcla y la tapa del frasco para que las verduras puedan expandirse cuando fermenten. Si el líquido no cubre las verduras, agrega una cantidad suficiente de agua destilada fría.

Pon un poco de agua fría dentro de una bolsa de plástico resellable. Se trata de crear una pesa cuya presión mantenga las verduras debajo del líquido. Cierra la bolsa con cuidado de que no tenga aire. Colócala encima de las verduras y comprueba que pesa lo suficiente. Cierra bien el frasco. Métela en el frigorífico y deja que fermente durante tres días antes de servir. Puedes guardarlo en el frigorífico durante seis meses.

NOTA: Puedes encontrar azúcar de coco en tiendas especializadas, tiendas naturistas, supermercados y en internet.

Análisis nutricional por ración (½ taza): calorías, 25; grasa, 0 g; proteína, 0 g; carbohidratos, 6 g; azúcar, 2 g; fibra, 1 g; sodio, 600 mg.

PESCADO

Salmón salvaje a las hierbas

4 raciones

Este es un plato sumamente sencillo y a la vez muy vistoso. El salmón es excelente como alimento principal para una cena, se cocina muy rápido y queda tan bien en el plato que te convertirá en la estrella de la noche. Cómpralo siempre en pescaderías acreditadas, pues el salmón de piscifactoría se ofrece muy a menudo como salmón salvaje. Una investigación reciente del grupo Oceana descubrió que el 43 % del salmón que en las tiendas etiquetan como «salvaje» provenía de piscifactoría. Estate atento.

1 cucharada de aceite de coco
1 cucharada de zumo de limón recién exprimido
¼ de taza de hierbas frescas picadas, como perejil, estragón, perifollo
    y/o eneldo y una cantidad extra para decorar
3 cucharadas de chalote picado
1 filete de salmón grueso de 600 g, sin piel ni espinas
Sal marina y pimienta negra molida
Rodajas de lima para decorar

Precalienta el horno a 230 °C.

Pon el aceite y el zumo de limón en una fuente para horno lo suficientemente grande para que quepa el salmón. Hornea durante 4 minutos, hasta que el aceite se caliente.

Trabaja con agilidad. Retira la fuente del horno y agrega las hierbas y el chalote al aceite. Sazona el salmón con sal y pimienta y ponlo en la fuente. Dale un par de vueltas para que ambas caras se impregnen con el aceite y las hierbas. Coloca el lado de la piel abajo y hornea durante 10 minutos o hasta que el filete esté ligeramente crudo en el centro.

Retira del horno y pásalo con cuidado a una bandeja de servir. Cubre el salmón con el zumo que quedó en la fuente. Decora con el resto de las hierbas frescas y con rodajas de limón.

Sirve inmediatamente.

Análisis nutricional por ración: calorías, 240; grasa, 10 g; proteína, 34 g; carbohidratos, 2 g; azúcar, 1 g; fibra, 0 g; sodio, 230 mg.

Salmón salvaje al vapor con puerros y acelgas salteados

4 raciones

La base verde de las acelgas salteadas y el rosa del filete de salmón crean un plato muy colorido, pero puedes utilizar cualquier hortaliza de temporada. En primavera, las hojas de diente de león aportan un contraste agrio al suculento pescado.

2 cucharadas de mantequilla sin sal, preferiblemente de vacas alimentadas con pasto, derretida

4 filetes de salmón salvaje de 170 g cada uno, sin espinas

Sal marina y pimienta negra molida

8 rodajas finas de limón

2 cucharadas de aceite de oliva virgen extra y un poco más para decorar

2 tazas de puerros en rodajas finas (solo la parte blanca)

6 tazas de acelgas picada, sin los tallos

Precalienta el horno a 230 °C.

Coloca una rejilla lo suficientemente grande para que quepa el salmón en una fuente para horno. Reserva.

Corta 4 hojas de papel encerado. Con una brocha de cocina, engrasa el papel con la mantequilla derretida. Reserva.

Sazona el salmón con sal y pimienta. Pon una rodaja de lima en cada hoja de papel encerado, un filete de salmón encima y otra rodaja de lima encima del filete. Envuelve y coloca sobre la rejilla.

Mete la fuente con la rejilla y los filetes en el horno y deja 8 minutos o hasta que el pescado esté ligeramente crudo en el centro.

Mientras el salmón se hace, calienta el aceite de oliva en una sartén grande a fuego medio-alto. Agrega los puerros y saltéalos 4 minutos o hasta que se ablanden. Añade las acelgas y muévelas con pinzas otros 4 minutos o hasta que estén hechas. Sazona con sal y pimienta y retira del fuego. Cubre con papel encerado para conservar el calor.

Retira la fuente del horno y desenvuelve el salmón. Ten cuidado, liberará un vapor muy caliente.

Pon una ración de las acelgas y el puerro en el centro de cada plato y pon un filete de salmón encima. Rocía con aceite de oliva y sirve inmediatamente.

Análisis nutricional por ración: calorías, 324; grasa, 19 g; proteína, 35 g; carbohidratos, 3 g; azúcar, 0 g; fibra, 0 g; sodio, 330 mg.

Filetes de pescado con aceitunas negras, alcachofas y ensalada de coles de Bruselas

2 raciones

El chef Fabrizio Aielli, del restaurante Sea Salt, nos regala este bonito y sabroso plato elaborado con la pesca del día.

Admite casi cualquier tipo de pescado, pero elige el más fresco. Si quieres doblar las cantidades para que llegue a 4 raciones, adelante.

2 filetes de pescado de 170 g cada uno
Sal marina y pimienta negra molida
¼ de taza de aceite de oliva virgen extra
2 dientes de ajo aplastados
2 tallos de romero fresco, picados
El zumo de medio limón
2 alcachofas en aceite cortadas en cuartos
12 aceitunas kalamata sin hueso
½ taza de ensalada de coles de Bruselas (receta en p. 295)

Sazona el pescado con sal y pimienta. Calienta una sartén grande a fuego medio-alto. Agrega el aceite de oliva y, cuando esté a punto de soltar humo, añade el pescado (la piel, abajo). Baja el fuego y deja cocer 2 minutos. Con una espátula, da la vuelta a los filetes y agrega el ajo, el romero y el zumo de limón. Deja cocer 2 minutos más o hasta que el pescado esté a tu gusto y se desmenuce con facilidad. Retira del fuego y sirve en dos platos.

En la misma sartén, agrega las alcachofas y las aceitunas, y cuécelas durante 1 minuto. Sírvelas alrededor del pescado y corona con la ensalada de coles de Bruselas. Sirve inmediatamente.

Análisis nutricional por ración: calorías, 625; grasa, 44 g; proteína, 40 g; carbohidratos, 23 g; azúcar, 3 g; fibra, 12 g; sodio, 670 mg.

Ensalada de coles de Bruselas

2 raciones

Esta ensalada, además de deliciosa, es una guarnición excelente para los platos de pescado. Dobla o triplica las cantidades si tienes invitados. Puedes guardar los ingredientes por separado en recipientes herméticos en el frigorífico y aderezar la ensalada justo antes de servir.

2 tazas de coles de Bruselas
2 cucharadas de aderezo de oliva (véase la nota)

Corta las coles de Bruselas en láminas con una mandolina. Mezcla con el aderezo de oliva. Sirve.

NOTA: Para preparar el aderezo de oliva, bate 1 yema de huevo grande y ½ taza de aceite de oliva virgen extra, pero añade el aceite muy despacio, con un chorro lento y fino, hasta que todo quede bien integrado. Agrega un poco de zumo de limón recién exprimido y sal marina al gusto. Si quieres tener este aderezo a mano durante varios días, dobla o triplica las cantidades y guárdalo en un recipiente hermético en el frigorífico hasta una semana.

Análisis nutricional por ración: calorías, 290; grasa, 29 g; proteína, 4 g; carbohidratos, 8 g; azúcar, 2 g; fibra, 3 g; sodio, 170 mg.

CARNES Y AVES

Hamburguesas de ternera de pasto

4 raciones

Me gusta dar un toque picante a mis hamburguesas. No compres carne muy magra; con una buena cantidad de grasa, el resultado será más sabroso. Si quieres que aún esté más rica, saltea cebolla en mantequilla hasta que se poche y ponla encima de la hamburguesa ya asada.

680 g de carne picada de ternera de pasto
1 guindilla verde sin semillas y picada (o al gusto)
2 cucharadas de chalote picado muy fino
1 cucharadita de ajo bien picado
Sal marina y pimienta negra molida
Aceite de oliva virgen extra

Precalienta la parrilla y engrásala con aceite de oliva.

Pon la carne, la guindilla, el chalote y el ajo en un cuenco mediano. Amasa con las manos para que todo quede bien integrado. Sazona con sal y pimienta.

Divide la mezcla en cuatro partes y da forma de medallón a cada ración. Con una brocha de cocina, engrasa cada medallón con una cantidad generosa de aceite de oliva.

Pon las hamburguesas en la parrilla y déjalas unos 4 minutos. Dales la vuelta y cocina otros 4 minutos para que queden al punto.

Retira de la parrilla y sirve inmediatamente.

Análisis nutricional por ración: calorías, 350; grasa, 24 g; proteína, 33 g; carbohidratos, 1 g; azúcar, 0 g; fibra, 0 g, sodio; 400 mg.

Pierna de cordero de pasto al horno

6 raciones

Creo que cada persona tiene una manera preferida de cocinar el cordero. La mía es de lo más simple: hago unos cortes en la carne y coloco un diente de ajo dentro de cada corte. Esto, además de aportar fragancia a la carne mientras se hornea, da sabor a los jugos que suelta y enriquece la salsa.

¼ de taza de aceite de oliva virgen extra

El zumo y la ralladura de la cáscara de 1 limón

1 cucharada de romero fresco

2 cucharaditas de hojas de tomillo frescas

1 pierna de 2,7 kilos de cordero alimentado con pasto

Unos 20 dientes de ajo pelados (partidos por la mitad si son muy grandes)

Sal marina y pimienta negra molida

3 puerros finamente picados (solo la parte blanca)

½ taza de caldo de pollo (puede ser bajo en sodio)

¼ de taza de vino blanco seco

4 cucharadas de mantequilla sin sal, preferiblemente de vacas alimentadas con pasto, a temperatura ambiente

Precalienta el horno a 230 °C. Coloca una rejilla en una fuente para horno (y apta para fogón) en la que quepa el cordero y reserva.

Mezcla el aceite, el zumo y la ralladura de limón, el romero y el tomillo en un cuenco pequeño.

Con un cuchillo pequeño y afilado, haz 20 cortes pequeños en puntos aleatorios por toda la pierna de cordero. Pon un diente de ajo dentro de cada corte. Con las manos, unta generosamente el cordero con aceite de oliva y presiona para que impregne la carne. Sazona bien con sal y pimienta.

Coloca la pata de cordero sobre la rejilla y hornea 40 minutos. Baja la temperatura del horno a 190 °C y deja hornear una hora más o hasta que un termómetro de lectura instantánea insertado en la parte más gruesa de la carne marque 57 °C (medio punto) o 65 °C (al punto).

Pasa el cordero a una tabla para picar y cúbrelo con papel encerado. Deja que repose 10 minutos (la temperatura interior de la carne la seguirá cociendo).

Pasa la fuente al fogón y ponla a fuego medio. Agrega los puerros y cocina durante 3 minutos. Mueve bien para levantar los trozos pegados a la fuente. Añade el caldo y el vino y espera a que hierva. Deja hervir durante 3 minutos o hasta que el líquido se reduzca un poco. Agrega la mantequilla y revuelve. Deja cocer 3 minutos, hasta que se forme una salsa un poco espesa. Prueba y añade más sal y pimienta de ser necesario.

Con un buen cuchillo y un tenedor para trinchar, corta el cordero en rodajas delgadas y colócalas en una bandeja para servir. Vierte un poco de la salsa encima. Coloca el resto en una salsera y sirve.

Análisis nutricional por ración: calorías, 540; grasa, 29 g; proteína, 58 g; carbohidratos, 5 g; azúcar, 0 g; fibra, 0 g; sodio, 550 mg.

Asado de cerdo a la toscana

6 raciones

Las recetas italianas, tanto las más tradicionales como las de la nueva cocina, son muy sencillas de preparar pero requieren ingredientes de alta calidad. Existen varias razas porcinas criadas libremente en pastizales y en bosques. Su carne sabe mejor que la del cerdo de granja y es casi igual de magra. Entre las razas de cerdos alimentados con pasto, mi preferida es la Berkshire por su alto contenido de grasa y por lo jugosa que queda la carne al cocinarla.

1 lomo de cerdo alimentado con pasto (de 1,5 kg), preferiblemente con una capa de grasa adicional

¼ de taza de aceite de oliva virgen extra

10 bayas de enebro aplastadas

8 dientes de ajo finamente picados

1 cucharada de romero seco

1 cucharada de pimienta negra machacada

Sal marina

1 taza de caldo de pollo (puede ser bajo en sodio)

1½ tazas de cebolla cortada en láminas

1½ tazas de hinojo en rodajas finas

La ralladura de la cáscara de 1 naranja

1 cucharadita de romero fresco picado

Precalienta el horno a 200 °C.

Coloca una rejilla en una fuente para horno en la que quepa la carne.

Pon el lomo de cerdo en una tabla para picar. En un cuenco pequeño, mezcla bien el aceite, las bayas de enebro, el ajo, el romero y la pimienta, y vierte sobre la carne de manera que la impregne bien. Sazona con sal y coloca el lomo en la rejilla (la grasa, arriba).

Hornea durante 45 minutos. Agrega el caldo de pollo, la cebolla, el hinojo y la cáscara de naranja, y sigue horneando 40 minutos más o hasta que un termómetro de lectura instantánea insertado en la parte más gruesa de la carne marque 65 °C para un término entre al punto y bien hecho.

Pasa el lomo a la tabla para picar, cúbrelo con papel encerado y déjalo reposar 10 minutos.

Con un cuchillo afilado, corta el lomo en rodajas. Echa la salsa de cebolla que quedó en la fuente en una bandeja para servir y dispón las rodajas de cerdo encima, ligeramente superpuestas. Decora con romero fresco y sirve inmediatamente.

Análisis nutricional por ración: calorías, 270; grasa, 10 g; proteína, 37 g; carbohidratos, 6 g; azúcar, 1 g; fibra, 1 g; sodio, 390 mg.

Muslos de pollo asado con salsa de perejil

4 raciones

Si tienes huevos duros en la nevera, esta receta es rápida y sencilla para un día en que andes con poco tiempo. Los muslos de pollo se cocinan muy rápido y quedan jugosos y con mucho sabor. Esta salsa es un clásico, pero combinada con el pollo te dará un plato diferente y espectacular.

8 muslos de pollo con hueso y piel (900 g aproximadamente)
½ taza y 2 cucharadas de aceite de oliva virgen extra
Sal marina y pimienta negra molida
3 yemas de huevo duro
1½ cucharadas de vinagre blanco
3 cucharadas de perejil fresco picado
2 cucharaditas de chalote picado muy fino

Precalienta el horno a 200 °C.

Coloca los muslos de pollo en una fuente para horno. Rocía con 2 cucharadas de aceite de oliva y sazona con sal y pimienta. Hornea durante 25 minutos y dales la vuelta un par de veces mientras se cocinan. El pollo debe quedar bien cocido y un poco dorado.

Mientras el pollo se hornea, prepara la salsa.

Pon las yemas de huevo y el vinagre en un procesador de alimentos con cuchillo de metal y bate hasta que todo quede bien integrado. Con el motor encendido, incorpora muy despacio el resto del aceite de oliva y sigue batiendo hasta que la mezcla emulsione.

Viértela en un cuenco pequeño. Agrega el perejil y el chalote, sazona con sal y pimienta, y mezcla bien.

Saca el pollo del horno y colócalo en una bandeja para servir. Vierte encima un poco de salsa y sirve el resto en una salsera.

Análisis nutricional por ración: calorías, 600; grasa, 52 g; proteína, 35 g; carbohidratos, 1 g; azúcar, 0 g; fibra, 0 g; sodio, 450 mg.

POSTRES

Pudin de coco

4 raciones

Las semillas de chía agregan nutrientes y fibra a este postre, pero además le dan espesor sin necesidad de añadir almidones. Una pequeña desventaja es que necesitan tiempo para hidratarse, por lo que tendrás que preparar el pudin unas horas antes de servirlo.

1 taza de leche de almendras
2 cucharaditas de estevia
1 taza de leche de coco sin edulcorante
¼ de taza de semillas de chía blanca
¼ de cucharadita de nuez moscada en polvo
2 cucharadas de coco rallado y tostado sin endulzar

Pon la leche de almendras y la estevia en un cuenco mediano y remueve bien. Añade la leche de coco, las semillas de chía y la nuez moscada, y remueve de nuevo.

Cubre con papel film y mete en el frigorífico durante por lo menos cuatro horas. Revuelve una vez por hora durante las primeras cuatro horas para que se hidraten todas las semillas. Puedes tenerlo enfriando hasta un día antes de servir.

Cuando esté listo para servir, espolvorea el coco por encima.

Análisis nutricional por ración: calorías, 170; grasa, 15 g; proteína, 3 g; carbohidratos, 7 g; azúcar, 1 g; fibra, 4 g; sodio, 66 mg.

Mousse de chocolate sencillo

6 raciones

Este postre tan sencillo es igual de ligero y tiene tanto sabor como las recetas más complicadas. Puedes tenerlo en el frigorífico hasta un par de días, pero, aunque seguirá siendo delicioso, su textura cambiará, será menos esponjoso.

> 57 g de chocolate amargo (por lo menos con un 72 % de cacao) finamente picado
> 2 tazas de crema de leche para batir fría, preferiblemente de vacas alimentadas con pasto
> ¼ de taza de yogur orgánico de leche entera con cultivo vivo (opcional)
> Chocolate rallado para decorar (opcional)

Coloca el chocolate en un cuenco resistente al calor.

Elige una cazuela en la que quepa el cuenco; se trata de hacer un baño maría. Llena la cazuela con agua hasta la mitad y mete el cuenco con el chocolate. Vigila que el agua no entre en el cuenco y calienta a fuego medio-alto. Deja que el agua llegue a un punto en el que casi hierva y mueve el chocolate con frecuencia. El chocolate debe estar derretido justo antes de que el agua comience a hervir. El chocolate no debe registrar más de 48 °C en un termómetro para caramelo (si se calienta más, derretirá la crema al instante; si está a 48 °C podrás tocarlo con los dedos sin quemarte). Retira el cuenco de la cazuela y bate vigorosamente con una cuchara de madera durante 30 segundos para que entre aire y la temperatura se uniforme.

Mientras se derrite el chocolate, bate la crema. Colócala en un cuenco frío y, con una batidora eléctrica, bate durante 4 minutos o hasta que se formen unos picos suaves.

Vierte despacio la crema en el chocolate caliente sin dejar de darle vueltas para que todo se integre. Debe quedar una mezcla suave y ligera.

Puedes poner el mousse en un cuenco grande para servir o repartirlo en 6 copas de postre individuales. Mételo como mínimo 30 minutos en el frigorífico antes de servir.

Sirve como está o decora con el yogur y el chocolate rallado.

Análisis nutricional por ración: calorías, 500; grasa, 46 g; proteína, 5 g; carbohidratos, 20 g; azúcar, 11 g; fibra, 4 g; sodio, 35 mg.

Requesón con frutos del bosque y almendras tostadas

4 raciones

Este es otro postre sencillo y que sacia. Yo suelo prepararme mi propio requesón, así me aseguro de obtener la máxima calidad y el mejor sabor, pero en el supermercado puedes encontrar requesón de muy buena calidad. La textura del queso va muy bien con el dulzor de las frutas del bosque y las almendras crujientes.

1 taza de requesón, preferiblemente de animales alimentados con pasto (vacas, cabras u ovejas)
1 taza de frutas del bosque (frambuesas, fresas, arándanos...)
4 cucharadas de almendras en láminas o coco rallado, tostados

Distribuye ¼ del queso en 4 cuencos pequeños para postre. Rocía con ¼ de las frutas del bosque y 1 cucharada de almendras. Sirve al instante.

Análisis nutricional por ración: calorías, 135; grasa, 9 g; proteína, 8 g; carbohidratos, 7 g; azúcar, 0 g; fibra, 2 g; sodio, 52 mg.

Agradecimientos

Me siento muy honrado y agradecido por haber trabajado con un equipo editorial de ensueño. Gracias por la dedicación artística y creativa de Kristin Loberg, quien tejió con mucha habilidad los retazos que yo le enviaba y los transformó en un texto que cambiará el destino de muchos. Gracias a Bonnie Solow, mi agente literaria, quien mantuvo a todo el equipo centrado en nuestro objetivo; su dirección hábil y comprensiva permitió que alcanzáramos nuestras metas. A Tracy Behar, nuestra editora en Little, Brown, quien, con su amabilidad y su acervo y experiencia literarios, logró que el proceso de dar forma a este libro fuera un disfrute para todos los implicados. Y a todo su equipo: Michael Pietsch, Reagan Arthur, Nicole Dewey, Craig Young, Genevieve Nierman, Lisa Erickson, Kaitlyn Boudah, Zea Moscone, Ben Allen, Julianna Lee, Valerie Cimino, Giraud Lorber, Olivia Aylmer, Katy Isaacs y Dianne Schneider.

A James Murphy, por tu increíble habilidad para ver el panorama completo y luego lograr la manifestación de nuestros objetivos en común.

A Andrew Luer, por tu compromiso diario con nuestras metas a corto y largo plazo, tu capacidad para adaptarte a las demandas siempre cambiantes que se cernían sobre nosotros y tus sabios consejos, los cuales tengo en muy alta estima.

A Digital Natives, por navegar de forma tan efectiva a través del panorama siempre en movimiento de las redes sociales sin dejar de enfatizar nuestro mensaje.

A Judith Choate, por hacer magia en la cocina y crear la recetas tan maravillosas según los principios del plan de *Más allá de tu cerebro*.

A Gigi Stewart, por contribuir con algunos consejos culinarios y hacer que cocinar sea muy divertido.

A Fabrizio Aielli y Seamus Mullen, por cederme las recetas de algunos de mis platos favoritos de sus restaurantes, Sea Salt, en Naples, Florida, y Tertulia, en Nueva York, respectivamente.

A Jonathan Heindemause, por realizar el análisis nutricional de las recetas y estar siempre disponible para lidiar con los cambios de última hora en el menú.

A Nicole Dunn, la integrante más reciente de nuestro equipo, por unirte a esta carrera y hacer un trabajo espectacular en el departamento de relaciones públicas.

Y, por último, a todas aquellas personas que me han inspirado, ayudado y apoyado en este camino. Sabéis quiénes sois. Gracias.

Bibliografía seleccionada

Los siguientes artículos y textos seleccionados han sido de utilidad para escribir este libro. He organizado la bibliografía por capítulos. No se trata de una lista exhaustiva, pues cada referencia podría complementarse con docenas (e incluso centenas) de trabajos adicionales, pero te ayudará a aprender más y a seguir adelante con las lecciones y los principios de *Más allá de tu cerebro*. También te abrirá las puertas a otras investigaciones y consultas. Para más referencias y fuentes adicionales, visita www.DrPerlmutter.com.

INTRODUCCIÓN: No tienes este libro en tus manos por casualidad

Roach, Michael, y Christie McNally, *How Yoga Works,* New Jersey, Diamond Cutter Press, 2005. [Hay trad. cast.: *El secreto del yoga*, Ciutadella, Amara, 2006.]

PRIMERA PARTE
Bienvenido al plan integral de Más *allá de tu cerebro*

1. ¿Qué es el plan integral de *Más allá de tu cerebro*?

Alzheimer's Association, «2016 Alzheimer's Disease Facts and Figures», <www.alz.org/facts/> (consultado el 6 de julio de 2016).

Bournemouth University, «Brain diseases affecting more people and starting earlier than ever before», *ScienceDaily*, <www.sciencedaily.com/releases/2013/05/130510075502.htm> (consultado el 14 de junio de 2016).

Centers for Disease Control and Prevention, Chronic Disease Prevention and Health Promotion, «Statistics and Tracking», <www.cdc.gov/chronicdisease/stats/> (consultado el 14 de junio de 2016).

Centers for Disease Control and Prevention, National Center for Health Statistics, «Leading Causes of Death», <www.cdc.gov/nchs/fastats/leading-causes-of-death.htm> (consultado el 14 de junio de 2016).

Keith, Lierre, *The Vegetarian Myth: Food, Justice, and Sustainability*, Oakland, CA, PM Press, 2009.

Laidman, Jenni, «Obesity's Toll: 1 in 5 Deaths Linked to Excess Weight», *Medscape.com.*, <www.medscape.com/viewarticle/809516> (consultado el 10 de junio de 2016).

Perlmutter, David, «Bugs Are Your Brain's Best Friends», *Extraordinary Health*, vol. 24, 2015, pp. 9-13.

Pritchard, C., Mayers, A., y D. Baldwin, «Changing Patterns of Neurological Mortality in the 10 Major Developed Countries 1979-2010», *Publ. Health* 127, n.º 4 (2013), pp. 357-368.

2. Objetivos principales

Blumberg, R., y F. Powrie, «Microbiota, Disease, and Back to Health: A Metastable Journey», *Sci. Transl. Med.* 4, n.º 137 (junio de 2012): 137rv7.

Braniste, V., *et al.*, «The Gut Microbiota Influences Blood-Brain Barrier Permeability in Mice», *Sci. Transl. Med.* 6, n.º 263 (noviembre de 2014): 263ra158.

Brogan, Kelly, *A Mind of Your Own: The Truth About Depression and How Women Can Heal Their Bodies to Reclaim Their Lives*, Nueva York, Harper Wave, 2016.

Cahill Jr., G. F., y R. L. Veech, «Ketoacids? Good Medicine?», *Trans. Am. Clin. Climatol. Assoc.* 114 (2003), pp. 149-161; discussion, pp. 162-163.

Carding, S., *et al.*, «Dysbiosis of the Gut Microbiota in Disease», *Microb. Ecol. Health. Dis.* 26 (febrero de 2015): 26191.

Cheema, A. K., *et al.*, «Chemopreventive Metabolites Are Correlated with a Change in Intestinal Microbiota Measured in A-T Mice and Decreased Carcinogenesis», *PLOS ONE* 11, n.º 4 (abril de 2016): e0151190.

Crane, P. K., *et al.*, «Glucose Levels and Risk of Dementia», *N. Engl. J. Med.* 369, n.º 6 (agosto de 2013), pp. 540-548.

Daulatzai, M. A., «Obesity and Gut's Dysbiosis Promote Neuroinflammation, Cognitive Impairment, and Vulnerability to Alzheimer's Disease: New Directions and Therapeutic Implications», *J. Mol. Gen. Med.* S1 (2014).

David, L. A., *et al.*, «Diet Rapidly and Reproducibly Alters the Human Gut Microbiome», *Nature* 505, n.º 7484 (enero de 2014), pp. 559-563.

Earle, K. A., *et al.*, «Quantitative Imaging of Gut Microbiota Spatial Organization», *Cell Host Microbe* 18, n.º 4 (octubre de 2015), pp. 478-488.

Fan, Shelly, «The Fat-Fueled Brain: Unnatural or Advantageous?», *Scientific American* (*Mind Guest Blog*), <blogs.scientificameri can.com/mind-guest-blog/the-fat-fueled-brain-unnatural-or-advantageous/> (consultado el 10 de junio de 2016).

Gao, B., *et al.*, «The Clinical Potential of Influencing Nrf2 Signaling in Degenerative and Immunological Disorders», *Clin. Pharmacol.* 6 (febrero de 2014), pp. 19-34.

Gedgaudas, Nora T., *Primal Body, Primal Mind: Beyond the Paleo Diet for Total Health and a Longer Life*, Rochester, Vermont, Health Arts Press, 2009.

Graf, D., *et al.*, «Contribution of Diet to the Composition of the Human Gut Microbiota», *Microb. Ecol. Health. Dis.* 26 (febrero de 2015): 26164.

Holmes, E., *et al.*, «Therapeutic Modulation of Microbiota-Host Metabolic Interactions», *Sci. Transl. Med.* 4, n.º 137 (junio de 2012): 137rv6.

Jones, R. M., *et al.*, «Lactobacilli Modulate Epithelial Cytoprotection through the Nrf2 Pathway», *Cell Rep.* 12, n.º 8 (agosto de 2015), pp. 1217-1225.

Kelly, J. R., *et al.*, «Breaking Down the Barriers: The Gut Microbiome, Intestinal Permeability and Stress-Related Psychiatric Disorders», *Front. Cell. Neurosci.* 9 (octubre de 2015), p. 392.

Kresser, Chris, «9 Steps to Perfect Health — #5: Heal Your Gut», *ChrisKresser.com*, 24 de febrero de 2011, <chriskresser.com/9-steps-to-perfect-health-5-heal-your-gut/> (consultado el 14 de junio de 2016).

Kumar, Himanshu, *et al.*, «Gut Microbiota as an Epigenetic Regulator: Pilot Study Based on Whole-Genome Methylation Analysis», *mBio* 5, n.º 6 (diciembre de 2014): pii: e02113-14.

Li, H., *et al.*, «The Outer Mucus Layer Hosts a Distinct Intestinal Microbial Niche», *Nat. Commun.* 6 (septiembre de 2015): 8292.

Mandal, Ananya, «History of the Ketogenic Diet», *News-Medical. net*, <www.news-medical.net/health/History-of-the-Ketogenic-Diet.aspx> (consultado el 14 de junio de 2016).

Mu, C., *et al.*, «Gut Microbiota: The Brain Peacekeeper», *Front. Microbiol.* 7 (marzo de 2016), p. 345.

Perlmutter, David, *Brain Maker: The Power of Gut Microbes to Heal and Protect Your Brain — For Life*, Nueva York, Little, Brown and Co., 2015. [Hay trad. cast.: *Alimenta tu cerebro: el poder de la flora intestinal para curar y proteger tu cerebro de por vida*, Barcelona, Grijalbo, 2016.]

—, «Why Eating for Your Microbiome Is the Key to a Healthy Weight», MindBodyGreen.com guest blog, 24 de marzo de 2016, <www.mindbodygreen.com/0-24285/why-eating-for-your-microbiome-is-the-key-to-a-healthy-weight.html> (consultado el 14 de junio de 2016).

Reger, M. A., *et al.*, «Effects of Beta-Hydroxybutyrateon Cognition in Memory-Impaired Adults», *Neurobiol. Aging* 25, n.° 3 (marzo de 2004), pp. 311-314.

Rosenblat, J. D., *et al.*, «Inflamed Moods: A Review of the Interactions Between Inflammation and Mood Disorders», *Prog. Neuropsychopharmacol. Biol. Psychiatry* 53 (agosto de 2014), pp. 23-34.

Schilling, M. A., «Unraveling Alzheimer's: Making Sense of the Relationship Between Diabetes and Alzheimer's Disease», *J. Alzheimers Dis.* 51, n.° 4 (febrero de 2016), pp. 961-977.

Shenderov, B. A., «Gut Indigenous Microbiota and Epigenetics», *Microb. Ecol. Health Dis.* 23 (marzo de 2012).

Slavin, Joanne, «Fiber and Prebiotics: Mechanisms and Health Benefits», *Nutrients* 5, n.° 4 (abril de 2013), pp. 1417-1435.

Sonnenburg, J. L., y M. A. Fischbach, «Community Health Care: Therapeutic Opportunities in the Human Microbiome», *Sci. Transl. Med.* 3, n.° 78 (abril de 2011): 78ps12.

Stulberg, E., *et al.*, «An Assessment of US Microbiome Research», *Nature Microbiology* 1, n.º 15015 (enero de 2016).

Sunagawa, S., *et al.*, «Ocean Plankton. Structure and Function of the Global Ocean Microbiome», *Science* 348, n.º 6237 (mayo de 2015): 1261359.

University of California — Los Angeles Health Sciences, «Gut Bacteria Could Help Prevent Cancer», *ScienceDaily*, <www.sciencedaily.com/releases/2016/04/160413151108.htm> (consultado el 14 de junio de 2016).

Vojdani, A., *et al.*, «The Prevalence of Antibodies Against Wheat and Milk Proteins in Blood Donors and Their Contribution to Neuroimmune Reactivities», *Nutrients* 6, n.º 1 (diciembre de 2013), pp. 15-36.

Zhan, Y., *et al.*, «Telomere Length Shortening and Alzheimer's Disease — A Mendelian Randomization Study», *JAMA Neurol.* 72, n.º 10 (octubre de 2015), pp. 1202-1203.

Zonis, S., *et al.*, «Chronic Intestinal Inflammation Alters Hippocampal Neurogenesis», *J. Neuroinflamm.* 12 (abril de 2015), p. 65.

3. NORMAS DE ALIMENTACIÓN

«GMO Foods: What You Need to Know», *Consumer Reports* (marzo de 2015).

Bawa, A. S., y K. R. Anilakumar, «Genetically Modified Foods: Safety, Risks and Public Concerns — A Review», *J. Food Sci Technol.* 50, n.º 6 (diciembre de 2013), pp. 1035-1046.

Bazzano, L. A., *et al.*, «Effects of Low-Carbohydrate and Low-Fat Diets: A Randomized Trial», *Ann. Intern. Med.* 161, n.º 5 (septiembre de 2014), pp. 309-318.

Catassi, C., *et al.*, «A Prospective, Double-Blind, Placebo-Controlled Trial to Establish a Safe Gluten Threshold for Patients with Celiac Disease», *Am. J. Clin. Nutr.* 85, n.º 1 (enero de 2007), pp. 160-166.

—, «Non-Celiac Gluten Sensitivity: The New Frontier of Gluten-Related Disorders», *Nutrients* 5, n.º 10 (septiembre de 2013), pp. 3839-3853.

Di Sabatino, A., *et al.*, «Small Amounts of Gluten in Subjects with Suspected Nonceliac Gluten Sensitivity: A Randomized, Double-Blind, Placebo-Controlled, Cross-Over Trial», *Clin. Gastroenterol. Hepatol.* 13, n.º 9 (septiembre de 2015): 1604-12.e3.

Fasano, A., «Zonulin and Its Regulation of Intestinal Barrier Function: The Biological Door to Inflammation, Autoimmunity, and Cancer», *Physiol. Rev.* 91, n.º 1 (enero de 2011), pp. 151-175.

Guyton, K. Z., *et al.*, «Carcinogenicity of Tetrachlorvinphos, Parathion, Malathion, Diazinon, and Glyphosate», *Lancet Oncol.* 16, n.º 5 (mayo de 2015), pp. 490-491.

Hollon, J., *et al.*, «Effect of Gliadin on Permeability of Intestinal Biopsy Explants from Celiac Disease Patients and Patients with Non-Celiac Gluten Sensitivity», *Nutrients* 7, n.º 3 (febrero de 2015), pp. 1565-1576.

Lawrence, G. D., «Dietary Fats and Health: Dietary Recommendations in the Context of Scientific Evidence», *Adv. Nutr.* 4, n.º 3 (mayo de 2013), pp. 294-302.

Levine, M. E., *et al.*, «Low Protein Intake Is Associated with a Major Reduction in IGF-1, Cancer, and Overall Mortality in the 65 and Younger but Not Older Population», *Cell. Metab.* 19, n.º 3 (marzo de 2014), pp. 407-417.

Mason, Rosemary, «Glyphosate Is Destructor of Human Health and Biodiversity», <www.gmoevidence.com/dr-mason-glyphosate-is-destructor-of-human-health-and-biodiversity/> (consultado el 14 de junio de 2106).

Nierenberg, Cari, «How Much Protein Do You Need?», WebMD.

com feature, Guide to a Healthy Kitchen, <www.webmd.com/diet/healthy-kitchen-11/how-much-protein?page=2> (consultado el 14 de junio de 2016).

Pan, A., *et al.*, «Red Meat Consumption and Mortality: Results from 2 Prospective Cohort Studies», *Arch. Intern. Med.* 172, n.º 7 (abril de 2012), pp. 555-563.

Perlmutter, David, *Grain Brain: The Surprising Truth about Wheat, Carbs, and Sugar — Your Brain's Silent Killers*, Nueva York, Little, Brown and Co., 2013. [Hay trad. cast.: *Cerebro de pan: la devastadora verdad sobre los efectos del trigo, el azúcar y los carbohidratos en el cerebro (y un plan de 30 días para remediarlo)*, Barcelona, Grijalbo, 2014.]

Shai, I., *et al.*, «Weight Loss with a Low-Carbohydrate, Mediterranean, or Low-Fat Diet», *NEJM*. 359, n.º 3 (julio de 2008), pp. 229-241.

Suez, J., *et al.*, «Artificial Sweeteners Induce Glucose Intolerance by Altering the Gut Microbiota», *Nature* 514, n.º 7521 (octubre de 2014), pp. 181-186.

Thongprakaisang, S., *et al.*, «Glyphosate Induces Human Breast Cancer Cells Growth via Estrogen Receptors», *Food Chem. Toxicol*. 59 (septiembre de 2013), pp. 129-136.

Toledo, E., *et al.*, «Mediterranean Diet and Invasive Breast Cancer Risk among Women at High Cardiovascular Risk in the PREDIMED Trial: A Randomized Clinical Trial», *JAMA Intern. Med*. 175, n.º 11 (noviembre de 2015), pp. 1752-1760.

Valls-Pedret, C., «Mediterranean Diet and Age-Related Cognitive Decline: A Randomized Clinical Trial», *JAMA Intern. Med*. 175, n.º 7 (julio de 2015), pp. 1094-1103.

Want, Liqun, *et al.*, «Lipopolysaccharide-Induced Inflammation Is Associated with Receptor for Advanced Glycation End Products in Human Endothelial Cells», *FASEB J*. 28, n.º 1 (abril de 2014).

SEGUNDA PARTE
Los pasos básicos del plan de Más *allá de tu cerebro*

4. EMPECEMOS: EVALÚA TUS FACTORES DE RIESGO,
   CONOCE TU SALUD Y PREPARA TU MENTE

Brandhorst, S., *et al.*, «A Periodic Diet That Mimics Fasting Pro-
motes Multi-System Regeneration, Enhanced Cognitive Per-
formance, and Healthspan», *Cell Metab.* 22, n.º 1 (julio de 2015),
pp. 86-99.

Leslie, Mitch, «Short-Term Fasting May Improve Health», Scien-
ceMagazine.org, 18 de junio de 2015, <www.sciencemag.org/
news/2015/06/short-term-fasting-may-improve-health> (consultado el 14 de junio de 2016).

Perlmutter, Austin, «5 Ways to Thrive While You Wean Off Carbo-
hydrates», DrPerlmutter.com, <www.drperlmutter.com/five-
ways-thrive-wean-carbohydrates/> (consultado el 15 de junio
de 2016).

Seshadri, S., *et al.*, «Plasma Homocysteine As a Risk Factor for Dementia and Alzheimer's Disease», *N. Engl. J. Med.* 346, n.º 7
(febrero de 2002), pp. 476-483.

Torgan, Carol, «Health Effects of a Diet That Mimics Fasting», National Institutes of Health, NIH Research Matters, 13 de julio
de 2015, <www.nih.gov/news-events/nih-research-matters/
health-effects-diet-mimics-fasting> (consultado el 15 de junio
de 2016).

Youm, Y. H., *et al.*, «The Ketone Metabolite β-hydroxybutyrate
Blocks Nlrp3 Inflammasome-Mediated Inflammatory Disease», *Nat. Med.* 21, n.º 3 (marzo de 2015), pp. 263-269.

5. Paso 1: Cambia tu alimentación y la costumbre de medicarte

Azad, M. B., *et al.*, «Infant Antibiotic Exposure and the Development of Childhood Overweight and Central Adiposity», *Int. J. Obes.* (Londres) 38, n.º 10 (octubre de 2014), pp. 1290-1298.

Babiker, R., *et al.*, «Effects of Gum Arabic Ingestion on Body Mass Index and Body Fat Percentage in Healthy Adult Females: Two-Arm Randomized, Placebo Controlled, Double-Blind Trial», *Nutr. J.* 11 (diciembre de 2012), p. 111.

Björkhem, I., y S. Meaney, «Brain Cholesterol: Long Secret Life Behind a Barrier», *Arterioscler. Thromb. Vasc. Biol.* 24, n.º 5 (mayo de 2004), pp. 806-815.

Calame, W., *et al.*, «Gum Arabic Establishes Prebiotic Functionality in Healthy Human Volunteers in a Dose-Dependent Manner», *Br. J. Nutr.* 100, n.º 6 (diciembre de 2008), pp. 1269-1275.

Chowdhury, R., *et al.*, «Vitamin D and Risk of Cause Specific Death: Systematic Review and Meta-Analysis of Observational Cohort and Randomised Intervention Studies», *BMJ.* 348 (abril de 2014): g1903.

Culver, A. L., *et al.*, «Statin Use and Risk of Diabetes Mellitus in Postmenopausal Women in the Women's Health Initiative», *Arch. Intern. Med.* 172, n.º 2 (23 de enero de 2012), pp. 144-152.

Durso, G. R., *et al.*, «Over-the-Counter Relief from Pains and Pleasures Alike: Acetaminophen Blunts Evaluation Sensitivity to Both Negative and Positive Stimuli», *Psychol. Sci.* 26, n.º 6 (junio de 2015), pp. 750-758.

Frenk, S. M., *et al.*, «Prescription Opioid Analgesic Use Among Adults: United States, 1999-2012», NCHS Data Brief n.º 189 (febrero de 2015), pp. 1-8.

Graham, D. Y., *et al.*, «Visible Small-Intestinal Mucosal Injury in Chronic NDSAID Users», *Clin. Gastroenterol. Hepatol.* 3, n.º 1 (enero de 2005), pp. 55-59.

Hegazy, G. A., *et al.*, «The Role of Acacia Arabica Extract As an Antidiabetic, Antihyperlipidemic, and Antioxidant in Streptozotocin-Induced Diabetic Rats», *Saudi Med. J.* 34, n.º 7 (julio de 2013), pp. 727-733.

Holscher, H. D., *et al.*, «Fiber Supplementation Influences Phylogenetic Structure and Functional Capacity of the Human Intestinal Microbiome: Follow-Up of a Randomized Controlled Trial», *Am. J. Clin. Nutr.* 101, n.º 1 (enero de 2015), pp. 55-64.

Kantor, E. D., *et al.*, «Trends in Prescription Drug Use among Adults in the United States from 1999-2012», *JAMA* 314, n.º 17 (noviembre de 2015), pp. 1818-1831.

Kennedy, Pagan, «The Fat Drug», *New York Times, Sunday Review*, 9 de marzo de 2014, p. SR1.

Lam, J. R., *et al.*, «Proton Pump Inhibitor and Histamine 2 Receptor Antagonist Use and Vitamin B12 Deficiency», *JAMA* 310, n.º 22 (11 diciembre de 2013), pp. 2435-2442.

Liew, A., *et al.*, «Acetaminophen Use during Pregnancy, Behavioral Problems, and Hyperkinetic Disorders», *JAMA Pediatr.* 168, n.º 4 (abril de 2014), pp. 313-320.

Littlejohns, T. J., *et al.*, «Vitamin D and the Risk of Dementia and Alzheimer's Disease», *Neurology* 83, n.º 10 (septiembre de 2014), pp. 920-928.

Matthews, L. R., *et al.*, «Worsening Severity of Vitamin D Deficiency Is Associated with Increased Length of Stay, Surgical Intensive Care Unit Cost, and Mortality Rate in Surgical Intensive Care Unit Patients», *Am. J. Surg.* 204, n.º 1 (julio de 2012), pp. 37-43.

Mazer-Amirshahi, M., *et al.*, «Rising Rates of Proton Pump Inhibitor Prescribing in US Emergency Departments», *Am. J. Emerg. Med.* 32, n.º 6 (junio de 2014), pp. 618-622.

Mikkelsen, K. H., *et al.*, «Use of Antibiotics and Risk of Type 2 Diabetes: A Population-Based Case-Control Study», *J. Clin. Endocrinol. Metab.* 100, n.º 10 (octubre de 2015), pp. 3633-3640.

Million, M., *et al.*, «Correlation between Body Mass Index and Gut Concentrations of Lactobacillus reuteri, Bifidobacterium animalis, Methanobrevibacter smithii and Escherichia coli», *Int. J. Obes.* (Londres) 37, n.º 11 (noviembre de 2013), pp. 1460-1466.

Mor, A., *et al.*, «Prenatal Exposure to Systemic Antibacterials and Overweight and Obesity in Danish Schoolchildren: A Prevalence Study», *Int. J. Obes.* (Londres) 39, n.º 10 (octubre de 2015), pp. 1450-1455.

Newport, Mary, «What if There Was a Cure for Alzheimer's Disease and No One Knew?», CoconutKetones.com, 22 de julio de 2008, <www.coconutketones.com/whatifcure.pdf> (consultado el 14 de junio de 2016).

Park, Alice, «Too Many Antibiotics May Make Children Heavier», Time.com, 21 de octubre de 2015, <www.time.com/4082242/antibiotics-obesity/> (consultado el 14 de junio de 2016).

Pärtty, A., *et al.*, «A Possible Link between Early Probiotic Intervention and the Risk of Neuropsychiatric Disorders Later in Childhood: A Randomized Trial», *Pediatr. Res.* 77, n.º 6 (junio de 2015), pp. 823-828.

Perlmutter, David, *Grain Brain: The Surprising Truth about Wheat, Carbs, and Sugar — Your Brain's Silent Killers*, Nueva York, Little, Brown and Co., 2013. [Hay trad. cast.: *Cerebro de pan: la devastadora verdad sobre los efectos del trigo, el azúcar y los carbohidratos en el cerebro (y un plan de 30 días para remediarlo)*, Barcelona, Grijalbo, 2014.]

Reyes-Izquierdo, T., *et al.*, «Modulatory Effect of Coffee Fruit Extract on Plasma Levels of Brain-Derived Neurotrophic Factor in Healthy Subjects», *Br. J. Nutr.* 110, n.º 3 (agosto de 2013), pp. 420-425.

—, «Stimulatory Effect of Whole Coffee Fruit Concentrate Powder on Plasma Levels of Total and Exosomal Brain-Derived Neurotrophic Factor in Healthy Subjects: An Acute Within-

Subject Clinical Study», *Food Nut. Sci.* 4, n.º 9 (2013), pp. 984-990.

Sass, Cynthia, «The 5 Most Confusing Health Labels», Huffington-Post.com, <www.huffingtonpost.com/2014/08/02/health-food-labels-confusing_n_5634184.html> (consultado el 1 de mayo de 2016).

Schwartz, B. S., *et al.*, «Antibiotic Use and Childhood Body Mass Index Trajectory», *Int. J. Obes.* (Londres) 40, n.º 4 (abril de 2016), pp. 615-621.

Shah, N. H., *et al.*, «Proton Pump Inhibitor Usage and the Risk of Myocardial Infarction in the General Population», *PLOS ONE* 10, n.º 6 (junio de 2015): e0124653.

Sigthorsson, G., *et al.*, «Intestinal Permeability and Inflammation in Patients on NSAIDs», *Gut.* 43, n.º 4 (octubre de 1998), pp. 506-511.

Simakachorn, N., *et al.*, «Tolerance, Safety, and Effect on the Faecal Microbiota of an Enteral Formula Supplemented with Pre- and Probiotics in Critically ill Children», J. *Pediatr. Gastroenterol. Nutr.* 53, n.º 2 (agosto de 2011), pp. 174-181.

Slavin, Joanne, «Fiber and Prebiotics: Mechanisms and Health Benefits», *Nutrients* 5, n.º 4 (abril de 2013), pp. 1417-1435.

Swaminathan, A., y G. A. Jicha, «Nutrition and Prevention of Alzheimer's Dementia», *Front. Aging. Neurosci.* 6 (octubre de 2014), p. 282.

University of Exeter, «Link between Vitamin D, Dementia Risk Confirmed», *ScienceDaily*, <www.sciencedaily.com/releases/2014/08/140806161659.htm> (consultado el 15 de junio de 2016).

Velicer, C. M., *et al.*, «Antibiotic Use in Relation to the Risk of Breast Cancer», *JAMA* 291, n.º 7 (febrero de 2004), pp. 827-835.

Vesper, B. J., *et al.*, «The Effect of Proton Pump Inhibitors on the

Human Microbiota», *Curr. Drug. Metab.* 10, n.º 1 (enero de 2009), pp. 84-89.

Weinstein, G., *et al.*, «Serum Brain-Derived Neurotrophic Factor and the Risk for Dementia: The Framingham Heart Study», *JAMA Neurol.* 71, n.º 1 (enero de 2014), pp. 55-61.

World Health Organization, «WHO's First Global Report on Antibiotic Resistance Reveals Serious, Worldwide Threat to Public Health», WHO.int news release, 30 de abril de 2014, <www.who.int/mediacentre/news/releases/2014/amr-report/en/> (consultado el 14 de junio de 2016).

Wu, A., *et al.*, «Curcumin Boosts DHA in the Brain: Implications for the Prevention of Anxiety Disorders», *Biochim. Biophys. Acta.* 1852, n.º 5 (mayo de 2015), pp. 951-961.

Zaura, E., *et al.*, «Same Exposure but Two Radically Different Responses to Antibiotics: Resilience of the Salivary Microbiome versus Long-Term Microbial Shifts in Feces», *mBio.* 6, n.º 6 (noviembre de 2015): e01693-15.

Zhang, H., *et al.*, «Discontinuation of Statins in Routine Care Settings: A Cohort Study», *Ann. Intern. Med.*, 158, n.º 7 (2 de abril de 2013), pp. 526-534.

6. PASO 2: AÑADE ESTRATEGIAS DE APOYO

American Academy of Neurology (AAN), «Heavy Snoring, Sleep Apnea May Signal Earlier Memory and Thinking Decline», *ScienceDaily*, <www.sciencedaily.com/releases/2015/04/150415203338.htm> (consultado el 15 de junio de 2016).

Andrews, S., *et al.*, «Beyond Self-Report: Tools to Compare Estimated and Real-World Smartphone Use», *PLOS ONE* 10, n.º 10 (octubre de 2015): e0139004.

Balogun, J. A., *et al.*, «Comparison of the EMG Activities in the

Vastus Medialis Oblique and Vastus Lateralis Muscles During Hip Adduction and Terminal Knee Extension Exercise Protocols», *Afr. J. Physiother. and Rehab. Sci.* 2, n.º 1 (2010).

Barclay, Eliza, «Eating to Break 100: Longevity Diet Tips from the Blue Zones», NPR.com, The Salt, 11 de abril de 2015, <www.npr.org/sections/thesalt/2015/04/11/398325030/eating-to-break-100-longevity-diet-tips-from-the-blue-zones> (consultado el 14 de junio de 2016).

Berman, M. G., *et al.*, «Interacting with Nature Improves Cognition and Affect for Individuals with Depression», *J. Affect. Disord.* 140, n.º 3 (noviembre de 2012), pp. 300-305.

Buettner, Dan, «The Island Where People Forget to Die», *New York Times*, *Sunday Magazine*, 28 de octubre de 2012, p. MM36.

Clarke, S. F., *et al.*, «Exercise and Associated Dietary Extremes Impact on Gut Microbial Diversity», *Gut* 63, n.º 12 (diciembre de 2014), pp. 1913-1920.

Dennis, Brady, «Nearly 60 percent of Americans —the highest ever— are taking prescription drugs», *The Washington Post*, sección To Your Health, 3 de noviembre de 2015, <www.washingtonpost.com/news/to-your-health/wp/2015/11/03/more-americans-than-ever-are-taking-prescription-drugs/> (consultado el 14 de junio de 2016).

Dimeo, F., *et al.*, «Benefits from Aerobic Exercise in Patients with Major Depression: A Pilot Study», *Br. J. Sports Med.* 35, n.º 2 (abril de 2001), pp. 114-117.

Environmental Working Group, www.ewg.org., secciones Research y Consumer Guides.

Erickson, K. I., *et al.*, «Exercise Training Increases Size of Hippocampus and Improves Memory», *Proc. Natl. Acad. Sci.* 108, n.º 7 (febrero de 2011), pp. 3017-3022.

Eriksson, P. S., *et al.*, «Neurogenesis in the Adult Human Hippocampus», *Nat. Med.* 4, n.º 11 (noviembre de 1998), pp. 1313-1317.

Halden, Rolf, «Epistemology of Contaminants of Emerging Concern and Literature Meta-Analysis», *J. Haz. Mat.* 282, n.º 23 (enero de 2015), pp. 2-9.

Jarrett, Christian, «How Expressing Gratitude Might Change Your Brain», NYMag.com, sección Science of Us, 7 de enero de 2016, <www.nymag.com/scienceofus/2016/01/how-expressing-gratitude-change-your-brain.html> (consultado el 14 de junio de 2016).

Kini, P., *et al.*, «The Effects of Gratitude Expression on Neural Activity», *Neuroimage.* 128 (marzo de 2016), pp. 1-10.

Lautenschlager, N. T., *et al.*, «Effect of Physical Activity on Cognitive Function in Older Adults at Risk for Alzheimer's Disease: A Randomized Trial», *JAMA* 300, n.º 9 (septiembre de 2008), pp. 1027-1037.

Lee, B. H., y Y. K. Kim, «The Roles of BDNF in the Pathophysiology of Major Depression and in Antidepressant Treatment», *Psychiatry Investig.* 7, n.º 4 (diciembre de 2010), pp. 231-235.

McCann, I. L., y D. S. Holmes, «Influence of Aerobic Exercise on Depression», *J. Pers. Soc. Psychol.* 46, n.º 5 (mayo de 1984), pp. 1142-1147.

National Sleep Foundation, <www.sleepfoundation.org.>, secciones Sleep Disorders y Sleep Topics.

Osorio, R. S., *et al.*, «Sleep-Disordered Breathing Advances Cognitive Decline in the Elderly», *Neurology* 84, n.º 19 (mayo de 2015), pp. 1964-1971.

Perlmutter, David, y Alberto Villoldo, *Power Up Your Brain: The Neuroscience of Enlightenment*, Nueva York, Hay House, 2011. (Hay trad. cast.: *Conecta tu cerebro: La neuroiencia de la iluminación*, Málaga, junio, 2012.)

Preidt, Robert, «Bonding with Others May Be Crucial for Long-Term Health», U.S. News & World Report Health, 8 de enero de 2016, <www.health.usnews.com/ health-news/articles

/2016-01-08/bonding-with-others-may-be-crucial-for-long-term-health> (consultado el 14 de junio de 2016).

Raji, C. A., *et al.*, «Longitudinal Relationships between Caloric Expenditure and Gray Matter in the Cardiovascular Health Study», J. *Alzheimers Dis.* 52, n.º 2 (marzo de 2016), pp. 719-729.

Richtel, Matt, «Digital Devices Deprive Brain of Needed Downtime», NYTimes.com, 24 de agosto de 2010, <www.nytimes.com/2010/08/25/technology/25brain.html> (consultado el 14 de junio de 2016).

Sandler, David, «Dumbbell Wide Row for Serious Back Muscle», Muscle & Fitness, <www.muscleandfitness.com/workouts/backexercizes/dumbell-wide-row-serious-back-muscle> (consultado el 19 de julio de 2016).

Srikanthan, P., y A. S. Karlamangla, «Muscle Mass Index as a Predictor of Longevity in Older Adults», *Am. J. Med.* 127, n.º 6 (junio de 2014), pp. 547-553.

University of California — Los Angeles Health Sciences, «Older Adults: Build Muscle and You'll Live Longer», *ScienceDaily*, <www.sciencedaily.com/releases/2014/03/140314095102.htm> (consultado el 15 de junio de 2016).

Weinstein, G., *et al.*, «Serum Brain-Derived Neurotrophic Factor and the Risk for Dementia: The Framingham Heart Study», *JAMA Neurol.* 71, n.º 1 (enero de 2014), pp. 55-61.

Yang, Y. C., *et al.*, «Social Relationships and Physiological Determinants of Longevity across the Human Life Span», *Proc. Natl. Acad. Sci.* 113, n.º 3 (enero de 2016), pp. 578-583.

7. Paso 3: Planifica según tus necesidades

Garaulet, M., *et al.*, «Timing of Food Intake Predicts Weight Loss Effectiveness», *Int. J. Obes.* (Londres) 37, n.º 4 (abril de 2013), pp. 604-611.

8. Resolución de problemas

Azad, M. B., *et al.*, «Gut Microbiota of Healthy Canadian Infants: Profiles by Mode of Delivery and Infant Diet at 4 Months», *CMAJ.* 185, n.º 5 (marzo de 2013), pp. 385-394.

Blustein, J., y Jianmeng Liu, «Time to Consider the Risks of Caesarean Delivery for Long-Term Child Health», *BMJ.* 350 (junio de 2015): h2410.

Couzin-Frankel, Jennifer, «How to Give a C-Section Baby the Potential Benefits of Vaginal Birth», ScienceMag.org, 1 de febrero de 2016, <www.sciencemag.org/news/2016/02/how-give-c-section-baby-potential-benefits-vaginal-birth> (consultado el 14 de junio 2016).

Mueller, N. T., *et al.*, «The Infant Microbiome Development: Mom Matters», *Trends Mol. Med.* 2014. dx.doi.org/10.1016/j.molmed.2014.12.002.

TERCERA PARTE
¡A comer!

9. Recordatorios finales e ideas para refrigerios

Otto, M. C., *et al.*, «Everything in Moderation — Dietary Diversity and Quality, Central Obesity and Risk of Diabetes», PLOS ONE 10, n.º 10 (octubre de 2015): e0141341.

University of Texas Health Science Center at Houston, «"Everything in Moderation" Diet Advice May Lead to Poor Metabolic Health in US Adults», *ScienceDaily*, <www.sciencedaily.com/releases/2015/10/151030161347.htm> (consultado el 15 de junio de 2016).

Índice alfabético